国家卫生健康委员会"十四五"规划教材配套教材
全国高等学校配套教材

供医学影像技术专业用

医学影像设备学实验教程

第**2**版

主　　编　韩丰谈　赵雁鸣
副 主 编　姚旭峰　殷志杰　刘燕茹　彭康强

编　　者　（以姓氏笔画为序）

于广浩　（牡丹江医科大学）　　赵志艺　（长治医学院）

史晓霞　（包头医学院）　　　　赵雁鸣　（哈尔滨医科大学）

刘燕茹　（包头医学院）　　　　姚旭峰　（上海健康医学院）

齐现英　（山东第一医科大学）　殷风华　（河北医科大学）

孙显松　（中国医学科学院北京　殷志杰　（滨州医学院）
　　　　　协和医学院）　　　　浦仁旺　（大连医科大学）

李哲旭　（上海健康医学院）　　彭康强　（中山大学）

陈建方　（蚌埠医科大学）　　　韩丰谈　（山东第一医科大学）

金雪峰　（延边大学）

编写秘书　齐现英　（兼）

人民卫生出版社
·北　京·

图书在版编目（CIP）数据

医学影像设备学实验教程 / 韩丰谈，赵雁鸣主编.
2 版. -- 北京 ：人民卫生出版社，2024. 12. --（全国
高等学校医学影像技术专业第二轮规划教材配套教材）.
ISBN 978-7-117-37315-9

I. R445

中国国家版本馆 CIP 数据核字第 2024RC3979 号

人卫智网	www.ipmph.com	医学教育、学术、考试、健康，购书智慧智能综合服务平台
人卫官网	www.pmph.com	人卫官方资讯发布平台

医学影像设备学实验教程
Yixue Yingxiang Shebeixue Shiyan Jiaocheng
第 2 版

主　　编：韩丰谈　赵雁鸣
出版发行：人民卫生出版社（中继线 010-59780011）
地　　址：北京市朝阳区潘家园南里 19 号
邮　　编：100021
E - mail：pmph @ pmph.com
购书热线：010-59787592　010-59787584　010-65264830
印　　刷：天津善印科技有限公司
经　　销：新华书店
开　　本：787×1092　1/16　印张：7
字　　数：179 千字
版　　次：2016 年 12 月第 1 版　　2024 年 12 月第 2 版
印　　次：2025 年 2 月第 1 次印刷
标准书号：ISBN 978-7-117-37315-9
定　　价：32.00 元

打击盗版举报电话：010-59787491　E-mail：WQ @ pmph.com
质量问题联系电话：010-59787234　E-mail：zhiliang @ pmph.com
数字融合服务电话：4001118166　E-mail：zengzhi @ pmph.com

前　　言

《医学影像设备学实验教程》(第2版)是国家卫生健康委员会"十四五"规划教材,医学影像技术专业《医学影像设备学》(第2版)的配套教材,供医学影像技术专业本科学生使用,也可作为工程技术人员培训的参考书。

本教材以医学影像技术专业本科生的培养目标为依据,注重素质教育,遵循专业培养目标。以"厚基础,强技能"为特色。编写中以"三基"(基础理论、基本知识、基本技能)和"五性"(思想性、科学性、先进性、启发性、适用性)为原则。为了加强技能训练和创新能力的提高,为了强化基本理论的学习和理解,提高分析问题和解决问题的能力,着重安排了技能训练性实验和创新能力培养性系列实验;并配备了部分实验教学视频,供广大师生参考。旨在让学生更好地把握重要知识点并熟练掌握从事医学影像技术工作的基本技能,以便为将来尽快适应工作打下深厚的基础。

本书以提高动手能力、创新能力为培养目标,精选了32个实验,以便各高校根据具体情况,遴选出适合本校的实验进行实验教学。为拓宽知识面,增加感性认识,本实验教材配备了96个数字资源,供广大师生学习参考。

本教材编写过程中,山东第一医科大学的齐现英教授作为教材编写组秘书,做了大量工作,在此表示感谢。

由于时间仓促,作者水平有限,书中缺点、错误在所难免,希望读者批评指正,以便改进。

韩丰谈

2024年6月

目　　录

数字资源

实验一 X线管检查与试验

【实验目的】掌握 X 线管外观检查及灯丝、真空度、旋转阳极启动、高压训练等试验方法,加深对 X 线管的工作特性的理解。

【实验器材】高压试验台一台,有机玻璃油箱一个,X 线管一只,万用表一只,防护用品(铅屏风、铅眼镜等),乙醚,纱布等。

【方法及步骤】

1．外观检查

(1)观察 X 线管的玻璃壁是否有裂纹、划伤。

(2)灯丝是否有断路、短路、阴极聚焦罩松动、灯丝管外引线折断等现象。阳极靶面是否光洁,要求无麻点、龟裂,而且与阳极头无明显空隙。

(3)管内应无任何异物,金属部分无氧化、锈蚀现象。

2．通电试验

(1)X 线管真空度检查:将 X 线管外壁用乙醚清洁后,放入高压试验台油箱内(油的耐压不低于 30kV/2.5mm),进行冷高压试验,以检查 X 线管真空度。冷高压试验是在 X 线管灯丝不加热的情况下,于 X 线管两极间施加高压,并在高压试验台上调整高压,从低管电压开始,逐步升高管电压。在使用全波整流的高压试验台时,加给 X 线管的冷高压不应大于 X 线管额定管电压的 70%;在冷高压试验中,X 线管内应无电离辉光,无极间放电、跳火等现象;管电流表无指示,稳定指示在 0mA。如有辉光,且强度随管电压增加而增强,说明该 X 线管的真空度不良。

(2)X 线管灯丝加热试验:①首先用万用表直流电阻 R×1 挡,测量 X 线管灯丝直流电阻,其直流电阻一般应不大于 3Ω。②断开高压初级连接线,在确认灯丝加热回路正常后,将阴极高压电缆插入 X 线管管套的插座内,并拧紧固定环,将控制台上各调节旋钮置透视位,合上电源闸,机器通电,透过 X 线管透明窗,可以看到 X 线管灯丝小焦点燃亮,当从透视状态切换到摄影状态时,X 线管灯丝应转换为大焦点燃亮。调节各管电流旋钮,以观察灯丝亮度的相应变化,大焦点的灯丝电压高,小焦点的灯丝电压低。

3．旋转阳极启动试验 在阳极转动时,应听到管内转子转动的声音。但在转动时不应有过大的噪声或摩擦声,且转子在高速转动时其阳极靶盘不应有明显的荡摆现象。

【思考题】

1. 当 X 线管真空度下降时,X 线管将出现什么现象? 为什么?

2. 灯丝断路时,X 线管出现什么现象?

(韩丰谈)

实验二 单相全波整流电路的工作特性

【实验目的】通过观察电路中各整流管的工作情况和波形,掌握 X 线管的工作特性,并加深对单相全波整流电路工作原理的理解。

【实验器材】自耦变压器(输入 220V,输出 0~250V)一台,X 线机整流电路实验箱(单相全波整流实验电路)一台,数字式万用表 VC-97 型一块,示波器一台,单相电源插头 250V/5A 一只,导线若干。

【实验原理】如图 2-1 所示,ZB_1 为自耦变压器,HV 为高压变压器,ZB_2 为灯丝加热调节自耦变压器,T_2 为灯丝加热变压器,XG 为模拟 X 线管,$D_1 \sim D_4$ 为整流管。当 X 线管正常加热时,调节自耦变压器 ZB_1,管电流表指示正常电流值,其得电电路为:

交流电正半周,HV(A)为"+",HV(B)为"−"时:HV(A)→D_1→XG 阳极→XG 阴极→D_3→HV(B)→N→D_8→管电流表(+)→管电流表(−)→D_5→HV(NE)→HV(A)。

交流电负半周,HV(B)为"+",HV(A)为"−"时:HV(B)→D_4→XG 阳极→XG 阴极→D_2→HV(A)→NE→D_6→管电流表(+)→管电流表(−)→D_7→N→HV(B)。

【方法及步骤】

1. 接线 按图 2-1 接线。

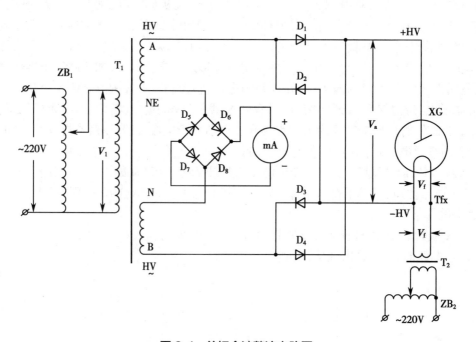

图 2-1 单相全波整流电路图

2. **调零**　首先将自耦变压器 ZB_1、ZB_2 调到零位。

3. **通电**　合上实验台电源空气开关,给单相自耦变压器、X 线机整流电路实验箱通电,打开实验箱上的电源开关,数字管电流表显示 0mA。

（1）调灯丝加热电压:通过调整灯丝加热调节自耦变压器 ZB_2 输出电压调节旋钮,改变灯丝加热变压器 T_2 的次级电压,以调整灯丝加热电压。

（2）调管电压:通过调整自耦变压器 ZB_1,改变主变压器 T_1 的次级输出电压,以调整管电压。

（3）先调灯丝加热电压,再调管电压,随时观察管电流表的指示。

4. **数据测量**　掌握 X 线管的工作特性。

（1）灯丝发射特性曲线:如表 2-1 所示,在管电压 V_a 为 20V、30V 两种条件下,分别使灯丝加热电压为 1.2V、1.4V、1.6V、1.8V、2V、2.2V,测量管电流数值,然后,做出灯丝发射特性曲线（I_a-V_f）。

表 2-1　灯丝发射特性测试表

灯丝电压 V_f	1.2V	1.4V	1.6V	1.8V	2V	2.2V
V_a=20V						
V_a=30V						

（2）阳极特性曲线:如表 2-2 所示,在灯丝加热电压 V_f=1.2V 时,调整管电压 V_a 为 15V、20V、25V、30V、35V、40V,分别测量管电流,然后,做出阳极特性曲线（I_a-V_a）。

表 2-2　阳极特性测试表

管电压 V_a/V	15	20	25	30	35	40
管电流 I_a/mA						

5. **测波形**　用示波器观察管电压 V_a 波形（V_a=20V）。

6. **设故障、测波形**　断开 D_1~D_4 中任一个整流二极管,用示波器测量管电压波形。

【思考题】

1. 在单相全波整流电路中,当任一个二极管短路或断路时,将出现什么现象?

2. 根据做出的灯丝发射特性曲线和阳极特性曲线分析 X 线管的特性。

（齐现英）

实验三 倍压整流电路的工作特性

【实验目的】通过检测倍压整流电路关键测试点间的电压、电流及其波形,掌握该电路的工作状态和特性,加深对该电路工作原理的理解。

【实验器材】自耦变压器(输入 220V,输出 0~250V)一台,X 线机整流电路实验箱(倍压整流实验电路)一台,双踪示波器一台,数字式万用表 VC-97 型一块,单相电源插头 250V/5A 一只,导线若干。

【实验原理】如图 3-1 所示,ZB_1 为自耦变压器,V_1 为高压变压器初级,V_2 为高压变压器次级,ZB_2 为灯丝加热调节自耦变压器,T_2 为灯丝加热变压器,XG 模拟 X 线管,D_1~D_4 整流管。当 X 线管正常加热时,调节自耦变压器 ZB_1,管电流表指示正常电流值,倍压整流高压次级电容充电电路为:

交流电正半周,A 端为(+)、B 端为(−)时,高压变压器对 C_1 充电,充电回路为:A→D_1→R_1→C_1→D_3→E→高压变压器次级 B。

交流电负半周,B 端为(+)、A 端为(−)时,高压变压器对 C_2 充电,充电回路为:B→E→D_4→R_2→C_2→D_2→高压变压器次级 A。

【方法及步骤】

1. 接线 按图 3-1 接线。

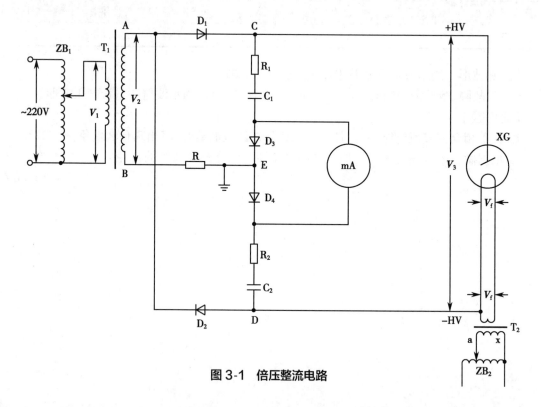

图 3-1 倍压整流电路

2. 调零　首先将自耦变压器 ZB_1、ZB_2 调到零位。

3. 通电　合上实验台电源空气开关,给单相自耦变压器、X 线机整流电路实验箱通电,打开实验箱上的电源开关,数字管电流表显示 0mA。

（1）调灯丝加热电压:通过调整自耦变压器 ZB_2 输出电压调节旋钮,改变灯丝变压器 T_2 的次级电压,以调整灯丝加热电压。

（2）调管电压:通过调整自耦变压器 ZB_1,改变主变压器 T_1 的次级输出电压,以调整管电压。

4. 测试

（1）空载时输入、输出电压的相互关系:使灯丝加热电压为 0V（即管电流表读数为 0）,调节自耦变压器 ZB_1,使 T_1 的输入电压 V_1 分别为 15V、25V、35V,分别测出表 3-1 中各电压值。

表 3-1　空载下输入、输出电压的关系表

V_1/V	V_2/V	管电流/mA	V_3/V
15		0	
25		0	
35		0	

（2）负载时输入、输出电压的相互关系:调整灯丝加热电压,使管电流指示在 1mA,分别测出表 3-2 中各电压值。

表 3-2　负载下输入、输出电压关系表

V_1/V	V_2/V	管电流/mA	V_3/V
15		1	
25		1	
35		1	

（3）管电压波形测量:调整管电压为 20V,管电流为 1mA 时,根据示波器测量的 V_{CD} 波形,记录管电压的最大值 E_P、最小值 E_L、平均值 E_m。

（4）其他电压波形:当管电压固定在 20V 时,管电流为某一值,用示波器观测 CE、DE、CD、BE 间的电压波形。

（5）不同管电流下管电压波形:当 V_3 的电压值为 20V 时,调整灯丝电压,使管电流为 1mA、0.5mA、0mA,观测电压波形,并绘出图形。

【思考题】

1. 简述倍压整流电路的工作原理。

2. 试计算管电压的脉动率。

3. 试分析实验中直流电压表 V_3 的指示值与波形的峰值不一致的原因。

4. 制作管电压图表（V_1~V_3）。当管电流为 0mA 时交流电压 V_2 和直流电压 V_3 的关系,确定该电路为倍压整流电路。

5. 图 3-1 中的整流管 D_1、D_2 所承受的反向电压以及 V_2 和 V_3 有什么关系？管电流表回路的整流管 D_3、D_4 在电路中起什么作用？

（刘燕茹）

实验四　三相全波整流电路的工作特性

【**实验目的**】通过本实验,理解并掌握三相全波整流电路的工作原理及特点。

【**实验器材**】三相自耦变压器一台,三相变压器一台,X 线机整流电路实验箱(三相全波整流实验电路)一台,数字式万用表 VC-97 型一块,双踪示波器一台,三相电源插头 380V/10A 一只,导线若干。

【**实验原理**】如图 4-1 所示,ZB 为三相自耦变压器,V_1、V_2、V_3 为三相高压变压器初级,进行"△"形连接,三相高压变压器次级绕组连接成双 Y 形,即按△/Y-Y 连接。整流电路的基本原理是利用二极管的单向导通性,将交流电整流为直流电。

【**方法及步骤**】

1. 三相双重六波整流电路

(1)接线:三相双重六波整流电路接线如图 4-1 所示,三相变压器的接线如图 4-2 所示,初级接成△形,次级接成双 Y 形。

(2)调零:首先将三相自耦变压器 ZB 调到零位。

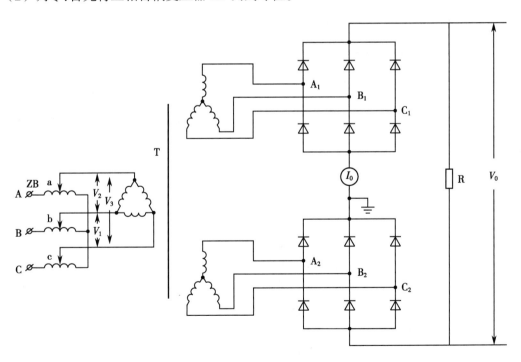

图 4-1　三相双重六波整流电路连接图

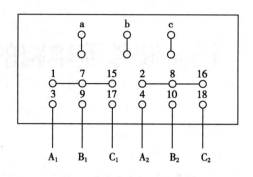

图 4-2 三相变压器的连接

（3）通电：合上实验台电源空气开关，给三相自耦变压器、X线机整流电路实验箱供电，打开实验箱上的电源开关，数字管电流表显示 0mA。调节三相自耦变压器 ZB 的输出电压，观察负载电压和负载电流的变化，并进行以下测量。

1）负载测量：在有负载的情况下，当三相变压器一次侧电压为 10V、20V、30V 时，分别测量二次电压、负载电压 V_0 和负载电流 I_0，如表 4-1 所示。

表 4-1 数据测量

一次电压	二次电压		负载电压	负载电流	负载电阻
$V_1=V_2=V_3=10V$	V_{A1B1}；V_{B1C1} V_{A1C1}；V_{A2B2} V_{B2C2}；V_{A2C2}				
$V_1=V_2=V_3=20V$					
$V_1=V_2=V_3=30V$					

2）将 V_0 调至 20V，用示波器观察 V_0 的波形，V_0 阳极端对地电压波形，V_0 阴极端对地电压波形。

3）观察波形变化：将 A_1、B_1、C_1 任何一相断开时，用示波器观察管电压 V_0 波形、阳极对地、阴极对地电压波形的变化。

4）计算脉动率：根据示波器测量的 V_0 波形，计算脉动率。

2. 三相十二波整流电路

（1）接线：根据图 4-3 接线，初级接成"△"，次级接成"△-Y"。三相变压器的连接如图 4-4 所示。

（2）调零：首先将三相自耦变压器 ZB 调到零位。

（3）通电：合上实验台电源空气开关，给三相自耦变压器、X线机整流电路实验箱供电，打开实验箱上的电源开关，数字管电流表显示 0mA。调节 ZB 输出电压，观察负载电压和负载电流的变化，并进行以下测量。

1）负载电压与电流的关系：在有负载的情况下，当三相变压器一次电压为 10V、20V、30V 时，分别测量二次电压、负载电压 V_0 和负载电流 I_0，如表 4-2 所示。

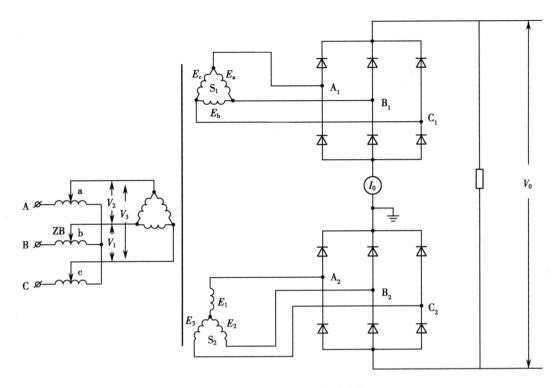

图 4-3 三相十二波整流电路连接图

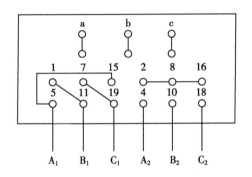

图 4-4 三相变压器的连接图

表 4-2 数据测量

一次电压	二次电压	负载电压	负载电流	负载电阻
$V_1=V_2=V_3=10V$	V_{A1B1}；V_{B1C1} V_{A1C1}；$V_{A2B2}V_{B2C2}$；V_{A2C2}			
$V_1=V_2=V_3=20V$				
$V_1=V_2=V_3=30V$				

2）阳极与阴极对地管电压波形：将 V_0 调至 20V 左右，用示波器观察 V_0 的波形、V_0 阳极端对地波形、V_0 阴极端对地波形。

3）缺相时管电压波形的变化：将 A_1、B_1、C_1、A_2、B_2、C_2 任一相断开，用示波器观察波形的变化。

4）计算脉动率：根据示波器测量的 V_0 波形，计算脉动率。

【思考题】

1. 实验中所观察到的波形与理论波形有什么不同？试分析其产生的原因。

2. 在三相十二波整流电路中次级 △ 形绕组的线电压和 Y 形绕组的相电压有何关系？

3. 当电路中 A_1、B_1、C_1、A_2、B_2、C_2 任一相出现断路现象时，X 线的输出有何变化？

（刘燕茹）

实验五　容量保护电路

【实验目的】X线机容量保护电路是一种防止因操作者选择的摄影条件过大而造成超 X 线管额定容量的安全保护电路。通过该实验,掌握此电路工作原理。

【实验器材】数字式万用表一块,变压器(输入 220V,输出 15V、70V)一只,容量保护电路板一块,F78-Ⅲ 300mA 控制台一台。

【实验原理】X线管容量保护电路如图 5-1 所示,由信号输入电路和开关电路两部分组成,信号输入电路由千伏信号变压器 B_{11} 次级、管电流选择器 XK_1、降压电阻 $R_{307} \sim R_{316}$ 和时间选择器 XK_2 组成。B_{11} 的初级并联在高压初级,跟随摄影管电压变化,次级输出电压大小反映了摄影管电压的高低,此电压通过 XK_1、$R_{307} \sim R_{316}$ 和 XK_2 加到 BG_{311} 整流桥进行整流后,变为直流信号电压,该直流信号电压受管电压(kV)、管电流(mA)和曝光时间(s)三参量的联合控制。当所选择的摄影条件(管电压、管电流、曝光时间)在容量保护范围内时,输入信号电压经 BG_{311} 整流、C_{301} 滤波后由 R_{306} 输出直流信号电压较低,三极管 BG_{305} 基极电位低于发射极电位,BG_{305} 截止,导致 BG_{304} 截止,继电器 J_3 不工作,其设在控制电路中的常闭触点闭合,保证了摄影预备继电器 JC_5 正常工作,曝光可以进行。如果三参量中任一参数超出预定额定值时,将使信号电压大于临界导通电压,开关电路导通,过载保护继电器 J_3 工作,在控制电路中的常闭触点打开,曝光不能进行,起到一次性保护作用。

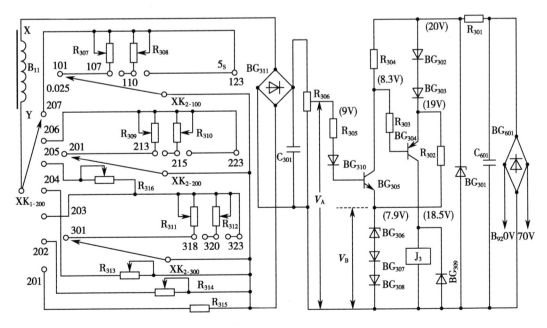

图 5-1　容量保护电路

【方法及步骤】

1. 根据容量保护印刷电路板元器件位置图和原理图接线,并检查电路板。

2. 接通电源,测量变压器输出电压(70V、15V)。

3. 测量静态工作点 R_{301} 对地和 BG_{305} 的 e 极对地电压。

4. 调整电位器 R_{306},使 J_3 工作。此时指示灯亮,说明过载,测量 U_A(即过载电压)。

5. 调整 R_{306} 使 J_3 不工作。指示灯不亮,测量 U_A(即不过载电压)。

6. 在各点电位测量正常后,把电路板放到机器控制台上进行调整。

(1)在通电之前,首先断开高压初级的 JX_2-7,JX_2-8 接点。

(2)将容量板安插到相应的插座上。

(3)根据表 5-1 摄影容量保护条件,调节相应的电位器,使过载指示灯工作在临界状态。

表 5-1　摄影容量保护条件

管电流/mA	最高管电压/kVp	曝光时间/s	调整电位器
25	125	0.02~5.0	R_{315}
50	125	0.02~5.0	R_{314}
100	100	0.02~2.0	R_{311}、R_{312}
	90	0.02~3.0	
100	125	0.02~5.0	R_{313}
200	100	0.02~2.0	R_{316}
	90	0.02~3.0	
300	90	0.02~0.6	R_{309}、R_{310}
	80	0.02~1.0	
400	80	0.02~0.15	R_{307}、R_{308}
	70	0.02~0.15	

(韩丰谈)

实验六　F78-Ⅲ摄影限时电路

【实验目的】

1. 熟练掌握限时器电路的工作原理及其在 X 线机中的作用。

2. 对于曝光限时电路所出现的故障,应能熟练地分析其产生的原因并予以解决。

【实验器材】数字式万用表一块,旋转阳极启动保护、限时及保护电路实验箱一台,电秒表一块,示波器一台。

【实验原理】如图 6-1 所示,限时电路采用晶闸管无触点开关同步限时电路,由直流稳压电源、同步信号发生器、触发信号、限时电路四部分构成。限时电路由限时和限时保护两套电路组成。限时电路主要由限时电阻 $RX_1 \sim RX_{22}$、电容 C_{22}、单结晶体管 BG_{92}、晶闸管 BG_{97} 和下闸继电器 J_7 等组成。限时保护电路主要由限时电阻 $RY_1 \sim RY_5$、电容器 C_{21}、单结晶体管 BG_{93}、晶闸管 BG_{98} 和下闸继电器 J_8 等组成。J_6A、J_6B 为触发继电器,XK_2 为时间选择器。按下手闸开始曝光时,在稳压电路 $CH_{9\sim10}$、$CH_{9\sim22}$ 两端输出稳定的 25V 直流电压,经同步信号发生器电路将直流电压加到限时电路,作为限时电路的电源,经限时电阻 RX 给电容 C_{22} 充电。此时主可控硅触发继电器 J_6A、J_6B 得电工作,产生触发信号,X 线机高压初级得电,曝光开始,至选择的预定曝光时间后,C_{22} 两端电压达到 BG_{92} 峰点电压,BG_{92} 导通,继而使 BG_{97} 导通,下闸继电器 J_7 得电工作,常闭触点 $J_7(2、4)$ 断开,切断 J_6A、J_6B 通路使其失电,触点打开,触发信号关断,主晶闸管 BG_{17} 和 BG_{18} 在电压过零点时截止,曝光结束。J_7 的常开触点 $J_7(1、7)$ 闭合,加速了 C_{21} 的充电,约 10ms 后,C_{21} 两端电压达到 BG_{93} 峰点电压,BG_{93} 导通,继而 BG_{98} 导通,下闸继电器 J_8 工作。曝光结束后,限时电路中的 C_{22} 经电阻 R_{52} 和继电器 $J_7(2、8)$ 触点将残存电荷泄放。限时保护电路中的 C_{21} 经电阻 R_{68} 和 JC_3B 常闭触点将残存电荷泄放,为下次曝光作好准备。

【方法及步骤】

1. **接线**　用导线将 CH_{14}-2、CH_{14}-9、CH_{14}-6 一一对应连接。

2. **通电**　打开电源开关,按下 SW_1 阳极启动按钮,继电器 JC_5、JC_6、JC_4 工作,阳极旋转正常后,J_4 工作,ZD_1 指示灯亮。由于 JC_4 工作,JC_4 的(5、6)常闭触点打开,(7、8)常开触点闭合,为限时电路工作做准备。在稳压电路及零信号发生电路中,由于 J_4 的闭合,J_{13} 工作,J_{13} 的(2、8)触点闭合,为限时电路提供 25V 直流电压。

3. **曝光限时**　按下 SW_2 曝光按钮,观察 J_6 工作,ZD_2 指示灯亮。此时 X 线开始发生,同时 25V 直流电向 C_{22} 充电,当电容器 C_{22} 两端电压达到单结晶体管的峰点电压时,单结晶体管 BG_{92} 导通,BG_{97} 可控硅导通,J_7 工作,J_6A 失电,ZD_2 指示灯灭(X 线曝光结束)。大约 10ms 后,J_8 工作,J_8 的(2、4)触点打开。此时松开曝光按钮 SW_2。

4. **电路恢复**　抬起 SW_1 阳极启动按钮时,继电器 JC_5、JC_6、JC_4 失电、切断阳极运转电路。随之 J_4、J_{13} 失电,切断限时电路提供直流电压 25V,同时 J_7、J_8 失电,限时电路中的 C_{22} 经电阻 R_{52} 和继电器 $J_7(2、8)$ 触点,将电容 C_{22} 残余电荷泄放,限时电路中的 C_{21} 经电阻 R_{68} 和继电器

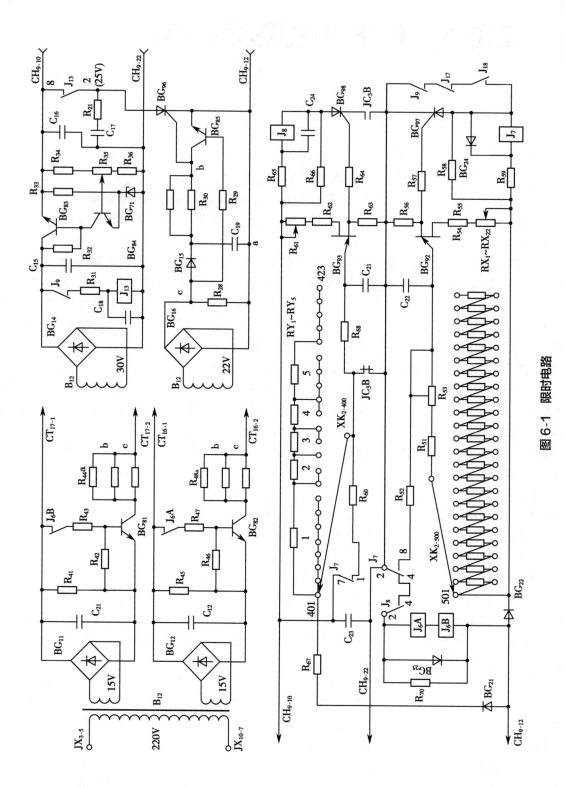

图 6-1 限时电路

JC$_4$（1、3）触点将残余电荷泄放,恢复到电路的原始工作状态。

5. 数据测量

（1）测量 BG$_{14}$ 的 AC30V、BG$_{16}$ 的 AC22V、BG$_{12}$ 的 AC15V 交流电压。

（2）在未按下 SW$_2$ 按钮或按下 SW$_2$ 按钮时,分别测量 CH$_{14}$-2 对 CH$_{14}$-6 的电压,CH$_{14}$-9 对 CH$_{14}$-6 的电压。

（3）测量电容 C$_{22}$ 电压,BG$_{92}$ 的 b$_1$ 对地电压,测量电容 C$_{21}$ 电压,BG$_{93}$ 的 b$_1$ 对地电压。

6. 限时时间调整　依次调转换开关 RX$_1$~RX$_3$,分别调整时间挡位为 0.5s、1s、2s 时,按下 SW$_2$ 曝光按钮,观察 J$_7$、J$_8$ 的动作时间和曝光指示灯 ZD$_2$ 点亮时间。

7. 限时时间测量　用 501 型电秒表测量曝光时间,将电秒表转换开关置"连续性"上,将 Ⅰ、Ⅲ接线柱的引线接至限时电路 J$_6$ 的 1、2 插孔。依次调整时间挡位为 0.5s、1s、2s 时。将 501 型电秒表通电,电秒表指示 0s。按下 SW$_2$ 曝光按钮,等曝光结束,501 型电秒表所指示的就是曝光时间。

【思考题】

1. 限时器在 X 线机中起什么作用?

2. 限时器不工作是由哪些原因造成的?

3. 摄影时间不准确是由哪几种原因造成的?

（韩丰谈）

实验七　旋转阳极启动、延时保护电路

【实验目的】

1. 熟练掌握旋转阳极启动、延时保护电路的工作原理及其在大、中型 X 线机中所起的作用。

2. 对因旋转阳极启动、延时保护电路所出现的故障,应能熟练地分析其产生的原因并予以解决。

【实验器材】数字式万用表一块,电秒表一块,转速表一块,旋转阳极启动、限时及保护电路实验箱一台。

【实验原理】该电路如图 7-1 所示。图中 D_1、D_2 分别为 I、II 台 X 线管的启动电机;JC_6 为启动延时继电器,其触点 23、24 为缓放触点,B_6 为电流互感器初级,B_8 为电压互感器初级,C_1B、C_1A 为剖相电容器。选择普通摄影按下手闸后,预备继电器 JC_5 工作,启动延时继电器 JC_6 得电工作,其触点闭合,交流电压加于 D_2 定子线圈,D_2 启动运转。旋转阳极启动延时与保护电路由信号输入电路和开关电路两部分组成,信号输入电压分别由启动电流互感器 B_6 次级、X 线管灯丝电流互感器 B_7 次级和启动电压互感器 B_8 次级提供,开关电路由三极管 BG_{204} 和 BG_{205} 组成。手闸按下后,旋转阳极启动,经过 0.8~1.2s 的延时,B_6、B_7、B_8 的次级产生一感应电压,分别经 BG_{214}、BG_{215}、BG_{216} 整流,C_{204}、C_{203}、C_{202} 滤波,在 R_{210}、R_{209}、R_{208} 两端得到约 10V 的直流电压,使二极管 BG_{213}、BG_{212}、BG_{211} 反偏置截止。稳压电源经 R_{207}、R_{206} 给电容器 C_{201} 充电至 9V 时,BG_{205} 导通,BG_{204} 导通,继电器 J_4 工作。曝光结束后,B_6、B_8 失电,B_7 因灯丝低温预热而电流减小,BG_{211}、BG_{212}、BG_{213} 导通,C_{201} 经 R_{208}、R_{209}、R_{210} 放电。

【方法及步骤】

1. 断开旋转阳极启动、延时保护电路中的灯丝检测回路。

2. 打开电源开关,分别测量启动绕组 QQ 电压、工作绕组 QY 电压、BG_{201} 对地的电压,BG_{206} 对地的电压,A 点对地的电压。

3. 按下 SW_1 按钮,X 线管旋转阳极开始转动,经过 0.8~1.2s 延时,观察旋转阳极启动保护继电器 J_4 工作情况。松开 SW_1 按钮,阳极停止旋转。

4. 用万用表测量旋转阳极启动、延时保护电路中的各点电压。

(1)静态测试:测量稳压管 BG_{201},三极管 BG_{204}、BG_{205} 的 e、b、c 及 A 点电压。

(2)动态测试:测量互感器 B_8 次级 A 点,电容器 C_{201}、C_{202} 三极管 BG_{204}、BG_{205} 的 e、b、c 的电压。

5. 用电秒表测量旋转阳极启动、延时保护电路的延时时间,并用转速表测量旋转阳极转速(r/min)。

6. 调节电阻、电容组成充放电回路中的电位器 R_{206},观察启动延时继电器 J_4 的工作情况,同时观察发光二极管 ZD_1 的点亮情况。控制时间应在 0.8~1.2s 范围内。

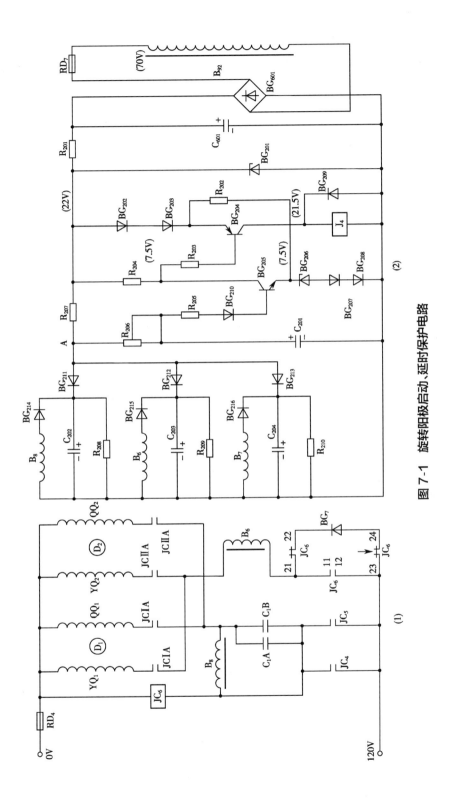

图 7-1　旋转阳极启动、延时保护电路

【思考题】

1. 旋转阳极启动、延时保护电路在 X 线机中起什么作用？

2. 旋转阳极不转动，可能是由哪些原因造成的？

3. 当旋转阳极启动、延时保护电路中灯丝加热电流检测、旋转阳极启动电流检测，任何一路不正常时，将发生什么现象？

4. 造成旋转阳极 X 线管转速不够的原因有哪些？

（韩丰谈）

实验八　X线机灯丝逆变电路

【实验目的】熟悉X线机灯丝逆变电路的工作原理,掌握灯丝加热电路的逆变过程及其工作特性。

【实验器材】X线机灯丝逆变电路仪一台,记忆示波器一台,数字式万用表一块。

【实验原理】

X线机灯丝逆变电路如图8-1所示,电路主要作用为:①提供灯丝电源;②进行管电流调整;③灯丝初级电压逆变。

该电路中Korder为灯丝加热工作指令继电器,选择主床或按下手闸I挡时工作。KLS为大、小焦点切换继电器。大焦点时,KLS继电器得电工作;小焦点时,KLS继电器不得电。开机后,X线机默认在小焦点状态工作。当按下手闸I挡或选择主床时,Korder继电器工作,交流70V电压通过Korder继电器的常开触点(1,2),经BV_2整流,C_6、C_7滤波后,获得±65V的直流电压。TP_3点电位为+65V,TP_4点电位为-65V,TP_5为±65V的零电位。

X_{48}-4输入单片机电路输出的占空比为1:1的方波信号,该信号是管电流控制信号。D_1(4024)是7位二进制计数器,用作二分频器,二分频后的信号送到施密特触发器D_2B的5脚和D_2C的9脚。

D_9~D_{11}与外围电路构成单稳态电路,输入信号为管电流控制信号,输出信号全部送D_{12}(4051),D_{12}的输出取决于其输入X_{48}-2、X_{48}-5、X_{48}-6端信号,该信号即是CPU输出的对应床选、大、小焦点的编码信号。

D_{12}(4051)是8选1模拟开关,X_0~X_7为输入信号端,X为输出端,D_{12}的X_{48}-2、X_{48}-5、X_{48}-6构成编码信号作为控制端。

信号脉冲宽度经单稳态电路调整后,分别送到D_{12}的X_0~X_5,经D_{12}选通后送到D_2B的6脚和D_2C的8脚。脉宽调制后的管电流控制信号经4051单通道8选1电路选通,与单片机输入的管电流控制信号一起送到D_2B和D_2C,触发变压器T_1、T_2,输出触发脉冲,驱动场效应管G_3、G_4在不同时刻工作,实现对±65V直流电压的变频,使灯丝加热。电路中F_{22}接大焦点,F_{11}接小焦点,F_{03}为公共端。

【方法及步骤】

1. **接线**　如图8-2所示接线。

2. **通电**　给X线灯丝逆变实验箱输入220V电源电压,打开电源开关,测量电源电压是否正常。测量X4T3-2、X4T3-3对地(X4T3-1)的60V交流电压;TP_3、TP_4对地的±70V;TP_2对地的+15V。观测V_9、V_{10}、V_{32}指示灯是否亮。

3. **频率显示**　按下频率按钮,调节频率旋钮,数码显示频率为200Hz。抬起频率按钮,显示管电流值(mA)。

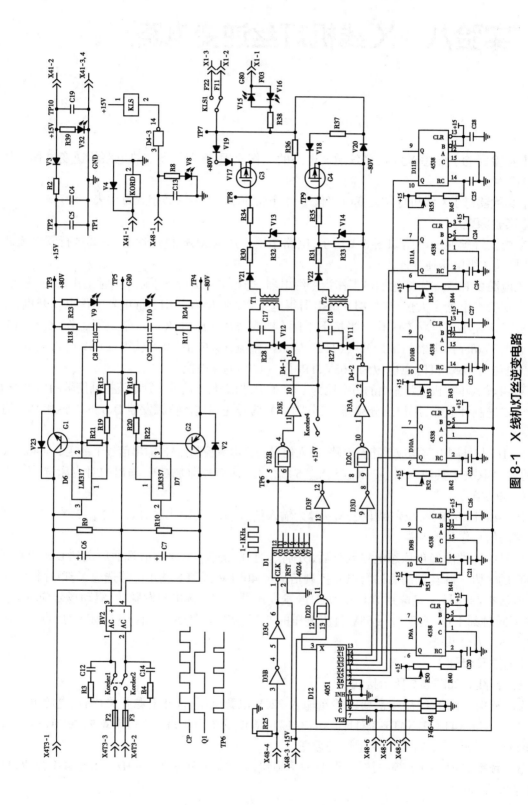

图 8-1　X 线机灯丝逆变电路

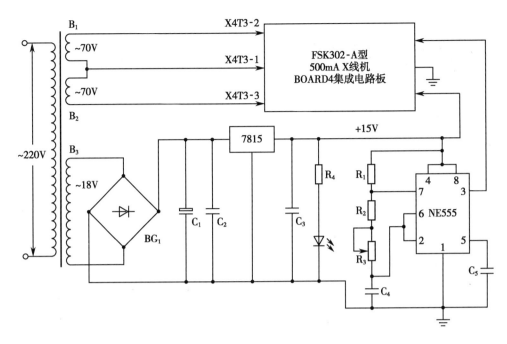

图 8-2　X 线机灯丝逆变电路接线图

4. 灯丝加热　按下灯丝加热按钮,观察灯丝加热指令继电器 KORD 工作,V_{15}、V_{16} 指示灯亮。此时,灯丝开始加热,小焦点灯亮。

5. 管电流调节　调节管电流升、降旋钮,在 50mA、100mA、200mA、300mA、400mA 分别观测灯丝小焦点、大焦点的切换及亮度变化。

6. 波形测量准备　在测量波形前:①先调节频率为 200Hz,数码显示为 50mA。②注意波形测试时要不共地。③每次测量波形时,要先关断电源开关,再放探头输入线测量波形。

7. 测量各点电压波形　测量 R_{25} 下端与 TP_1 电压波形;D_1/Q_1 与 TP_1 电压波形;TP_6 与 TP_1 电压波形;TP_8 与 R_{36} 左端电压波形;TP_9 与 TP_4 电压波形;TP_7 与 G_{80} 空载电压波形;TP_7 与 G_{80} 负载电压波形。

8. 测 TP_6、TP_7 对地电压波形　分别调整 50mA、100mA、200mA、300mA、400mA 时,测量 TP_6、TP_7 对地电压波形。

9. 测 TP_6 与 TP_1、TP_7 与 G_{80} 电压波形　在不同频率下,观测 TP_6 与 TP_1、TP_7 与 G_{80} 电压波形。

【思考题】

1. 试分析 X 线机灯丝逆变实验电路的工作原理。

2. 1：1 管电流控制信号取自 CPU 的哪些信号?

3. ABC 编码的信号是怎样控制管电流信号的?

4. 试分析管电流、频率对灯丝加热电路的影响。

(韩丰谈)

实验九 全电视信号观察与测量

【实验目的】

1. 掌握全电视信号的组成及测试方法。
2. 掌握全电视信号组成内容的作用。
3. 熟练掌握示波器的使用方法。

【实验器材】全电视信号源一台,示波器(带宽 >20MHz)一台,监视器一台。

【方法及步骤】

1. 熟悉实验内容,并按图 9-1 接线。
2. 开启各仪器电源,待 5min 仪器工作稳定后进行观察。
3. 调节示波器的 Y 输入灵敏度和 X 扫描时间,使在示波器上显示的全电视信号高度合适,具有一个或两个完整的周期(以行频为基准,以下相同)。

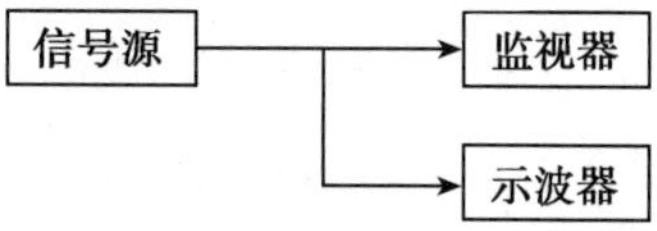

图 9-1 全电视信号观察与测量实验连接图

4. 分别测量同步、消隐信号的脉冲宽度及周期,全电视信号的周期,以及图像传送时间。
5. 将信号调至灰度(阶梯波)信号输出,观察信号电平高低与监视器亮度的对应关系。
6. 画出所观察信号波形,并记录有关信号的周期、脉冲宽度。
7. 调节示波器,以场频为基准进行观察。
8. 实验完毕,关断电源,整理好实验仪器。

【思考题】

1. 全电视信号中同步、消隐信号的作用是什么?
2. 全电视信号的极性是如何规定的? 我国采用哪种极性制式的全电视信号?

(赵雁鸣)

实验十　HF-50R 型高频 X 线机操作与内部结构

【实验目的】

1. 熟悉高频 X 线机的系统组成。

2. 对照图纸,熟悉高频 X 线机控制台和发生器柜内各电路板、主要元器件的作用及安装位置。

3. 掌握控制台操作面板上各个功能键的作用,了解普通摄影、器官程序摄影和自动亮度摄影等的操作过程。

4. 掌握曝光过程中主要继电器的工作时序。

5. 加深对高频 X 线机电路的理解。

【实验器材】HF-50R 型高频 X 线机一台

【方法步骤】

1. 熟悉高频专用摄影系统的组成　本摄影系统主要由 50kW 高频高压发生装置、X 线管组件、限束器、X 线源组件支柱、摄影床等构成。

2. 熟悉各电路板　打开控制台及发生器柜,熟悉高频 X 线机电路构成,了解相关电路的作用,重点熟悉 IPM 主逆变电路、灯丝逆变电路、管电压调整电路、管电流调整电路。

3. 控制台面板上各按键功能说明　控制台面板如图 10-1 所示。

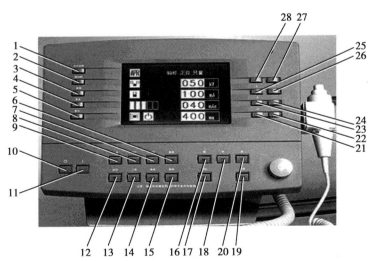

1. 方式选择　2. 探测野　3. 屏速　4. 密度　5. 复位　6. 腰椎　7. 胸腔
8. 颈部　9. 头颅　10. 关机键　11. 开机键　12. 盆腔　13. 上肢　14. 膝盖
15. 脚踝　16. 瘦　17. 侧位　18. 中　19. 存储　20. 胖　21. ms+　22. ms-
23. mAs+　24. mAs-　25. mA+　26. mA-　27. kV+　28. kV-

图 10-1　高频机控制台面板

面板左下方设有开、关机按键。面板左边为几个选择按键,从上到下分别为摄影方式选择、探测野选择、屏速选择、密度选择、复位等。面板中央为液晶显示屏,用于 X 线机工作状态及管电压、管电流、曝光量、曝光时间等参数的显示。面板右边是曝光参数设置键,从上到下分别是管电压增加(kV+)、管电压减小(kV−)、管电流增加(mA+)、管电流减小(mA−)、曝光量增加(mAs+)、曝光量减小(mAs−)、曝光时间增加(ms+)、曝光时间减小(ms−)键。面板下方是摄影部位、体型选择和体位选择按键。摄影部位有腰椎、胸腔、颈部、头颅、盆腔、上肢、膝盖、脚踝等;体型有胖、中、瘦,体位分正位和侧位;另外还有器官程序摄影曝光参数存储键。

按图中序号对按键介绍如下:

方式选择键(1):主要包括普通摄影方式、摄影床自动曝光摄影方式(AEC$_1$)或立式摄影架自动亮度摄影方式(AEC$_2$)、器官程序摄影(APR)方式等。

探测野选择键(2):AEC$_1$ 或 AEC$_2$ 方式时,探测野分中间野、左右野、全野三种组合。

屏速选择键(3):AEC$_1$ 或 AEC$_2$ 方式时,屏速有高、中、低三挡。

密度选择键(4):AEC$_1$ 或 AEC$_2$ 方式时,胶片密度的调整有 −2、−1、0、+1、+2 五挡。

复位键(5):在 AEC$_1$ 或 AEC$_2$ 方式时,按下复位键,显示实际曝光时间。自动亮度摄影曝光失败,按下复位键,报警消失,系统复位。

摄影部位选择按键(6):6~9、12~15 分别为腰椎、胸腔、颈部、头颅、盆腔、上肢、膝盖、脚踝。

体型选择键(7):16、18、20 为器官程序摄影体型选择键,分别为瘦、中、胖等;19 为器官程序摄影参数存储键,在器官程序摄影工作方式下,当程序设定的参数不能满足摄影要求时,通过操作管电压、管电流、曝光量、曝光时间等设置键,可修改对应设定值,按存储键,新设定的曝光参数被保存。

曝光参数设置键(8):21~28 为曝光参数设置键,分别设置曝光时间增加、曝光时间减小、曝光量增加、曝光量减小、管电流增加、管电流减小、管电压增加、管电压减小。

开关机键(9):10 为关机键、11 为开机键。

4. 操作 接通电源,按下控制台上的开机按键,控制台屏幕显示"系统自检,请稍后"字样,如上位机和下位机通信正常,此画面等待大约 5s;如果通信异常,程序自检过程中会显示错误代码。系统自检完毕后,进入操作界面。

(1)普通摄影

1)选择普通摄影方式。

2)操作 21~28 按键,对应的管电压、管电流、曝光量、曝光时间值增加或减小。

3)按手闸 I 挡,约 1.8s 后听到准备完毕后的蜂鸣器"嘀嘀嘀"的信号后,按下手闸 II 挡进行曝光。

4)曝光结束后松开手闸。

(2)器官程序摄影

1)选择器官程序摄影方式。

2)作投照方向选择、体型选择、身体部位选择。

3)设定部位曝光参数。

4)如果曝光参数不能满足要求,可进行修改和存储。

5)按普通摄影方式要求曝光。

(3)自动亮度摄影

1)选择自动亮度摄影方式。

2）操作视野选择键确定电离室的工作探头。

3）根据使用的片盒,操作胶片/增感屏选择键。

4）操作胶片亮度选择键选择胶片的黑度。

5）根据摄影部位设定曝光参数。

6）按普通摄影方式要求曝光。

【思考题】

1. 写出高频机的逆变原理。

2. 说明管电压或管电流的调节原理。

（齐现英）

实验十一 计算机 X 线摄影设备的操作与图像处理

【实验目的】

1. 掌握计算机 X 线摄影（CR）操作的基本原理。

2. 熟悉 CR 图像获得与传输方法。

3. 熟悉 CR 图像处理的基本方法。

【实验器材】

CR 设备一台。

【实验原理】

1. 影像信息处理 影像的数字化信号经图像处理系统处理，可以在一定范围内任意改变图像的特性，图像处理有以下主要功能。

（1）灰阶处理：通过图像处理系统的调整可使数字信号转换为黑白影像对比，在人眼能辨别的范围内进行选择，以达到最佳的视觉效果，有利于观察不同的组织结构。

（2）窗位调整：以某一数字信号为 0，即中心，使一定灰阶范围内的组织结构，以其对 X 线吸收率的差别，得到最佳显示，同时可对数字信号进行增强处理。窗位调整可提高影像对比，有利于显示组织结构。

计算机 X 线摄影（CR）系统，实现常规 X 线摄影信息数字化，使常规 X 线摄影的模拟信息直接转换为数字信息；能提高图像的分辨、显示能力，突破常规 X 线摄影技术的固有局限性；可采用计算机技术，实施各种图像后处理（post-processing）功能，增加显示信息的层次；可降低 X 线摄影的辐射剂量，减少辐射损伤，而且只需要一次曝光就能捕捉到多层次的影像信息来满足诊断的要求，在曝光量不足或过量时，能在一定程度上较好显示图像，避免因 X 线摄影参数选择不当而导致重拍，从而减少被检者 X 线接受剂量。

2. CR 工作站 又称为 CR 医学影像工作站、CR 影像工作站。以方便快捷、操作简易为首要前提的设计理念，从医生实际工作角度出发，用于影像存储与胶片打印、图像处理、诊断及报告书写。以多种方式连接各种 CR 设备，完成医学影像数字化获取、处理、存储、调阅、查询、打印、报告整个流程的所有功能。CR 医学影像工作站基于全院影像存储与传输系统（PACS）而设计，完全符合 DICOM3.0 以及 HL7 等国际标准，可轻松接入 PACS 系统，为将来系统的升级做好初步准备。

CR 工作站是图像处理与测量工具，一方面具有强大丰富的图像处理功能：缩放、移动、漫游、伪彩、负像显示、旋转、增强、镜像、电影回放、窗宽窗位调节、感兴趣区（region of interest，ROI）调窗。另一方面提供灰度值、长度、角度、面积、心胸比值等数据的测量。此外，还提供直线、矩形、圆形、椭圆形、箭头、曲线、多边形等多种标注方式，同时提供长度、周长、面积、ROI 最大值、ROI 最小值、ROI 平均值、ROI 标准方差等测量与计算及注释处理；一般都具有图像的导入、导出功能，可以方便地将图像导出保存为 DICOM DIR、DICOM、BMP、JPG 格式。

【方法与步骤】

1. 系统启动

（1）合上系统电源开关,打开稳压电源开关。

（2）释放 CR 扫描仪插销并打开前门盖。

（3）按下不间断电源(uninterruptible power supply,UPS)上的 I/TEST(启动检测)键不要松开,直到听到"嘀——"的一声长音。

（4）关闭并插上前门,CR 扫描仪进行初始化,初始化完成后主菜单在触摸屏上显示出来,经过预热后 CR 扫描仪进入工作状态。

（5）按下 PACS GC workgroup 图像处理工作电源,电脑主机进行自检,通过后进入登录页面,选择"技师"模式并输入密码进入技术员操作界面。

2. 病人信息资料输入

（1）点击 CR 扫描仪 main menu(主菜单)中的 study data(检查数据)键进入 patient query(病人查询)屏幕。

（2）点击病人查询屏幕下方的 men patient 键进入病人资料输入屏幕。

（3）输入病人的信息资料包括姓名、年龄、性别、编号等。

（4）通过条码扫描器输入投照过并已记录病人影像信息的 IP 条码,同时输入病人的被检部位、照片方向、体位、IP 摆放方向等信息。

（5）点击病人查询屏下方 submit(分送)键进行确认。

（6）以上 1~5 操作步骤也可在 ROP(遥控操作台)上进行操作。

3. 扫描及图像的传送

（1）将 IP 放置在 CR 传输架上,黑面朝右,黄色角朝上,点击主菜单中 scan cassette 键进入扫描屏幕。

（2）在扫描屏幕中点击 START 键进行扫描(注:CR800 插入扫描槽中即可进行扫描)。

（3）扫描完成并对图像进行认可后(因为设置时将图像传输设为 QC 方式,所以要认可)将已扫描过的 IP 取下,同时点击主菜单中的 image review(读片)键在读片屏幕中点击 accept image 键进行图像传输,将图像传输至工作站进行图像后处理。

（4）通过 PACS GC 工作站对图像窗宽、窗位等进行处理调整后,选择所需传输的激光打印机和胶片规格,点击"打印"按钮,激光打印机即可自动进行打印。

4. 关闭系统

（1）在 CR 扫描仪主菜单屏幕,点击 utility menu 键进入 system shut down 屏幕,选择 shut down/power off 点击"OK"键,系统自动完成关闭。

（2）PACS GC workgroup 图像处理工作站点击"关闭系统"后出现"是""否"对话框,选择"是"后工作站自动关闭。

5. 关闭稳压器电源和系统总电源

【思考题】

1. 根据实验内容绘制 CR 系统操作流程图。

2. 根据实验总结 CR 工作站的主要特色。

（于广浩）

实验十二　数字摄影 X 线机的操作及图像处理

数字摄影（DR）或直接数字摄影（DDR）与普通 X 线机的根本不同在于将模拟的 X 线图像数字化后经计算机进行图像处理,通过国际标准输出口（DICOM 标准）将数字图像进行传输、存储,便于交流。现以 HOLX0176 型 DR 为例介绍如下。

一、DDR 的主要构成部分及技术指标

平板探测器（非晶硒）:有效面积 35cm×43cm、像素单元尺寸 139μm、动态范围 14bit 的数据采集。

控制台:包括 DROC、DRAC、程序控制、UPS 以及 CRT 监视器。

EPEX 多功能摄影床（浮动床）:纵向移动距离为 ±50cm、横向移动距离为 ±13cm、垂直移动距离为 26cm。

悬吊架:垂直运动距离为 152cm、垂直旋转角度为 ±180°、水平旋转角度为 ±115°、中心自动对准、电磁刹车。

BUCKY 支架:纵向移动范围为 86cm、垂直移动范围为 132cm、X 线垂直支架旋转角度为 ±180°、BUCKY 的垂直旋转角度为 ±180°。滤线栅栅比为 10:1,栅焦距为 130cm。

X 线管:功率 34/100kW,旋转阳极靶面 12°,热容量 400kHU,大、小焦点为 1.2、0.6。

高压发生器:80kW,40~150kV,25~1 000mA,高压发生器的逆变频率为 11kHz。

DELL 计算机主机:CPU P4 2.0G;内存 512M;硬盘 80GB;

医用立式显示器专用显卡;软驱;CD-ROM。

显示器:BACOK 2K×2.5K 立显。

网络配置:10M/100M 自适应快速 Internet 接口。

操作系统:Windows 2000 Professional+SP2。

二、直接数字化 X 线摄影简介

DDR 通常指采用平板探测器,即使在一些曝光条件难以掌握的部位,也能获得很好的图像;DDR 可以根据临床需要进行图像后处理,如各种图像滤波、窗宽窗位调节、放大漫游、图像并接以及距离、面积、密度测量等丰富的功能,为影像诊断中的细节观察、前后对比、定量分析提供支持。

1. DDR 的技术特点

（1）分辨力高,图像清晰、细腻,医生可根据需要进行诸如数字减影等多种图像后处理,以期获得理想的诊断效果。

（2）数字化成像比传统胶片成像所需的 X 线剂量少,可用较低的 X 线剂量得到高清晰的图像,减少了病人的辐射剂量。

（3）由于它改变了以往传统的胶片摄影方法,可使医院放射科取消原来的图像管理方式和省去片库房,而可采用计算机无片化档案,管理方法取而代之,可节省大量的资金和场地,极大地提高工作效率。此外,由于数字化 X 线图像的出现,结束了 X 线图像不能进入医院 PACS 系统的历史,为医院进行远程专家会诊和网上交流提供了极大的便利。另外,该设备还可进行多幅图像显示,进行图像比较,以利于医生准确判别、诊断。通过图像滚动回放功能,还可为医生回忆整个透视检查过程。

2. 图像分辨力　DDR 无光学散射而引起的图像模糊,其分辨力主要由像素尺寸大小决定分辨力。

【实验目的】

1. 掌握 DDR 的操作使用。

2. 掌握 DDR 图像工作站的使用。

3. 了解激光胶片的打印。

【实验器材】HOLX0176 型 DDR;EKTASCAN160 激光相机;14 "×17"的激光胶片。

【操作方法及步骤】

1. 打开显示器和 UPS 电源　先打开显示器的电源,再打开 UPS 电源("1"是通电;"0"是断电),即启动 DRAC(DDR 探测器控制器),屏幕上出现显示探测器温度的绿色方框显示稳定后,DRAC 的启动过程完成,此过程需要 5min 以上的时间,在此期间可以进行下列的第 2、3 项操作。

2. 打开高压发生器电源　按下控制台左侧的高压发生器启动开关(在控制台上的高压发生器有 2 个开关,上面是启动,下面的是关闭)。高压发生器通电的同时,曝光室里的其他设备,如 X 线管、BUCKY、U 形臂等也会同时得电。

3. 拍片室准备　进入拍片室,做好病人曝光前的准备工作,如:把检查床整理好;把可能妨碍 U 形臂、检查床运动的障碍排除等。

4. 打开 SUN 工作站电源　确认 DRAC 启动完成(见步骤 1),按动 SUN 工作站电源开关(键盘右上角的按键)。显示器在几秒钟后自动切换到 SUN 工作站的界面,等待 UNIX 系统完成启动过程,此过程大约需要 4min,最后出现 UNIX 的登录窗口。

5. 登录 UNIX 系统　在登录窗口输入用户名称:×××,回车,再输入密码:×××。

注意:密码不会被显示在屏幕上。如果用户名和密码不正确,可重新输入。进入 UNIX 系统后,系统自动运行 DROC 的应用程序,屏幕上显示应用程序运行状态窗口。用户无需干预,直至 DROC 应用程序登录窗口出现。

6. 登录 DROC 应用程序　登录窗口显示用户名称为:person,输入密码:person,用鼠标单击 "OK",进入 DROC 应用程序的主窗口。至此,DROC 应用程序的登录完成。

至此,DDR 系统开机工作全部完成。

7. 预热球管

（1）为了延长 X 线管的使用寿命,在每天给病人做检查前,要先进行预热球管工作。

（2）关闭 X 线机遮光板,用铅板遮挡 BUCKY 或者使 X 线管背对 BUCKY,避免 X 线照射到探测器上。

（3）所有人离开曝光室。

（4）在 DROC 主窗口单击 "Conventional Mode" 按钮(在屏幕左下方)。

（5）单击警告窗的 "OK" 按钮。

（6）屏幕出现预热球管的操作窗口,窗口显示操作说明,并自动设定适当的曝光条件(可以与操作说明相对照)。

（7）每隔 3s 进行一次曝光,直到 "Heat" 计数值(在窗口的中部靠右侧)显示到达 7%~9% 之间的数值为止。

（8）单击 "End Conventional Mode" 按钮(窗口下方),退出该窗口,完成预热球管工作。

8. 录入病人信息　在 "Patient" 子窗口单击 "New" 按钮,在弹出的 "New Patient Entry" 窗口中输入病人信息。

*Last Name:病人姓名。为简化输入,其他 2 项与姓名相关选项已被屏蔽。

*Patient ID:病人的 X 线检查号。

*DOB（MMDDYYYY）:病人出生年月日。格式是:月（2 位）、日（2 位）、年（4 位）。

*Age of Patient:病人年龄,由系统根据出生年月自动生成。

*Gender:性别。此项为下拉框选择,M（男性）、F（女性）、Others（用于其他情况曝光）。

Referring Physician:送检医生。

Patient Location:病人联系地址。

*Procedure Description:检查部位描述。

输入全部信息后,单击 "Accept" 保存。Patient 子窗口中显示病人信息,如果信息有误,可以单击 "Patient" 子窗口的 "Edit" 按钮,在弹出窗口中修改相应的信息,然后单击 "Accept" 保存。

注意:以 "*" 字开头的项,为必填项。

对检查部位必须做出正确选择,否则图像质量会受到不良影响,甚至变得很差。

如果是已经在此设备做过检查的病人,应根据 X 线检查号查出病人信息,在同一个病人记录下进行新的检查。

9. 选择适当的曝光条件　一般来说,每一种情况的曝光条件在系统调试时已经设定,选择正确的病人体型和拍摄部位(即 "Study" 窗口中适当的 "View" 小图),即可得到相应的曝光条件。为了得到更理想的图像,可以根据病人的情况,对曝光条件进行调整,然后进行曝光。

如需选择自动曝光控制（auto expose control,AEC）功能,再单击 AEC 按钮,确认适当的管电压和管电流,适当加大预选的曝光时间,选择适当的 AEC 检测点控制曝光,即可得到合格的图像。

10. 确定病人检查部位、曝光　把病人拍摄部位、BUCKY、X 线管的相对位置以及病人的姿势调整正确,然后进行曝光。

11. 预览图像、调整图像、选择保存或放弃图像　曝光完成后,预览图像会显示在屏幕上,可以对预览图像进行一定的调整(图像亮度、位置标记、是否采用 IT 技术等),然后保存。

12. 关机

（1）关闭 DROC 应用程序和 SUN 工作站:首先关闭当前打开的 DROC 应用程序子窗口,如 "Study" 窗口等。然后单击主窗口的 "File" 下拉菜单,选择 "Exit",在 "Exit from DROC" 窗口中,选择 "Power off the computer?" 单击 "Yes"。DROC 会直接退出 UNIX 系统,直至 SUN 工作站自动关闭电源。

注意:在此过程中有一段比较长的时间屏幕没有任何内容显示,直至 SUN 工作站电源关闭。然后切换到 DRAC 的屏幕显示,屏幕再次出现字符。在字符再次出现之前,绝对不可以关闭 UPS 电源,否则软件系统会崩溃,造成系统瘫痪。

（2）关闭高压发生器的电源：按动控制台左侧的高压发生器关闭开关。高压发生器断电的同时，曝光室里的其他设备，如 X 线管、检查床、BUCKY、球管吊臂等也会同时断电。

（3）关闭 UPS 电源和显示器电源：关闭 UPS 电源，即关闭 DRAC。SUN 工作站自动断电后，屏幕上出现 DOS 字符界面和显示探测器温度的绿色方框，此时可以关闭 UPS 电源，最后关闭显示器电源。

【图像处理】数字图像处理工作站软件在 Windows 2000 系统上通过测试，开机后 Windows 正常启动，输入用户名，进入 PowerNet PACS 工作站，出现如下主画面，此画面划分为 6 个区域。下面就每个区域的各功能按钮进行简单介绍，如图 12-1 所示。

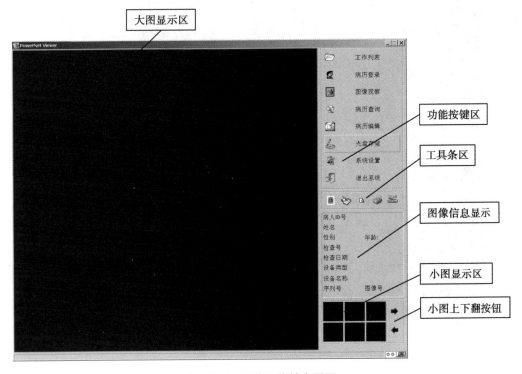

图 12-1　图像工作站主界面

1. 功能按钮区　提供系统的主要控制功能：工作列表、病历登录、图像观察、病历编辑、光盘存储、系统设置、退出系统。

（1）工作列表：在主界面上按下"工作列表"按钮，弹出工作列表对话框，显示当前工作列表，缺省则显示一周内的所有病人/病历列表信息，当用户进行病历查询后，显示查询后的结果。在病人列表中单击鼠标左键，该病人的简单信息会在对话框的右侧显示出来，选中某个病人信息后双击鼠标左键或按下"选中病历"按钮，将返回主界面显示有关图像信息。用户也可以按下"条件查询"按钮查询目标病人，快捷查询可以通过简单条件查询病人信息。只需在病人姓名输入框内输入"张 ××"并按下"确定"按钮。这时会弹出工作列表对话框显示查询结果。

（2）病历查询：在主界面上按下"病历查询"按钮，弹出病历查询对话框，可以通过输入病人姓名、ID 号等条件查询病人/病历及图像信息。查询支持模糊查询。

（3）病历编辑：在主界面中按下病历编辑按钮将切换到病历编辑界面，提供各种病历编辑功能。

（4）光盘存储：在主界面中按下光盘存储功能，将执行光盘刻录功能，系统将自动检查硬盘中归档的图像的容量，并提示是否刻录。

（5）系统设置：在主界面中按下"系统设置"按钮，将弹出系统设置对话框，进行有关系统设置操作。

（6）图像观察：在主界面中按下"图像观察"按钮将切换到图像浏览界面，提供各种图像处理及控制功能。其图像观察画面如图 12-2 所示，下面主要介绍各按钮的功能。

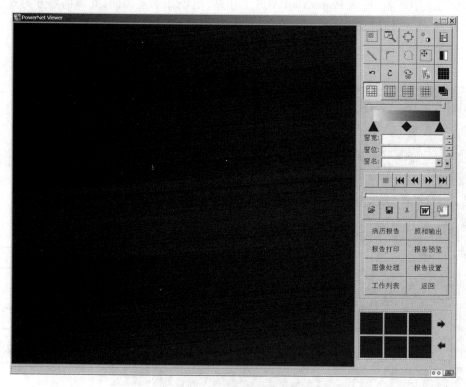

图 12-2　图像观察主界面

局部调窗控制：选中大图，然后单击，将在图像上显示感兴趣区域（可以通过范围选择工具来设定），这时按下鼠标左键移动鼠标，可以改变感兴趣区域的窗宽及窗位。

局部放大工具：选中大图，然后单击相应工具的图标，将在图像上显示感兴趣区域的放大效果（缺省放大 2 倍），可以通过按下鼠标左键并移动鼠标来改变局部放大镜的放大区域。

全图模式：选中大图，然后单击相应工具的图标，将在大图上显示格内显示全图。非全图模式时，按下鼠标左键并拖动鼠标，可以对图像进行漫游观察。

全图调窗：选中大图，然后单击相应工具的图标，在图像上按下鼠标左键并移动，可以改变图像的全图窗宽、窗位。

局部处理：能够提供如边缘检测、灰度增强等处理功能。

距离测量：选中大图并在图像上按下鼠标左键并移动，松开后将测量出两点间的距离。

角度测量：选中大图并在图像上按下鼠标左键并移动，松开后形成角度的第一条边。这时移动鼠标（不需按下鼠标键），到目标点后点击鼠标左键，形成角度的第二条边。同时测出两边的夹角。

面积测量:选中大图并在图像上按下鼠标左键并移动,松开后计算出相应封闭区域的面积。

范围选择:通过拖动鼠标可以设定感兴趣区域。

左右翻转:可以左右翻转图像。

90°旋转:对图像进行 90°旋转。

上下翻转:对图像进行上下翻转。

负像变换:对图像进行正负像变换。

多幅模式:可以设定大图显示的模式。最多支持 7×7 显示模式。

(7)退出系统:在主界面中按下"退出系统"按钮,将提示是否确定要退出系统,"确定"则退出系统。

2. 工具条区 如图 12-1 所示,工具条区的按钮(从左至右)依次为:

打印格式按钮,按下该按钮可以设置打印格式。

病历报告按钮,按下该按钮弹出报告窗口。

报告预览按钮,按下该按钮将弹出图文报告的弹出界面。

报告打印按钮,按下该按钮打印图文报告。

图像扫描按钮,按下该按钮将开始扫描图像。

3. 图像信息显示区 显示当前选中的图像有关信息。

4. 小图显示区 通过"工具列表"选中病人/病历后,将显示病人本次检查的所有图像的缩略图。用鼠标单击缩略图,图像激活并显示在大图区,同时在图像信息区显示该图的图像信息。

5. 小图翻页按钮 对于有多幅图像的情况,可以通过按下小图翻页按钮进行翻页操作。

6. 大图显示区 大图显示区可以通过图像观察界面内的多幅模式设为 X×Y 型的多幅观察模式,系统缺省设为 1×1 的观察模式。鼠标单击选中大图和鼠标双击选中大图,可以在单图观察和多图观察模式之间进行切换。

【思考题】

1. 试说明 DDR 与常规 X 线设备主要不同点。

2. 如何调整 DDR 影像的窗宽、窗位? 如何测量显示器屏幕上的图像大小?

(浦仁旺)

实验十三 CGO-3000 型大型 C 形臂的使用操作

一、简介

CGO-3000 型心血管造影介入治疗系统适用于各大中型医院。它主要由高压发生装置、导管床、X 线管组件、遮线器、滤线栅、I.I、光分配器、摄像机、C 形臂吊架天轨、C 形臂吊架、图像监视器等组成,如图 13-1 所示。该系统可用于透视、数字点片摄影、数字减影、心脏电影摄影等血管造影检查和介入治疗。

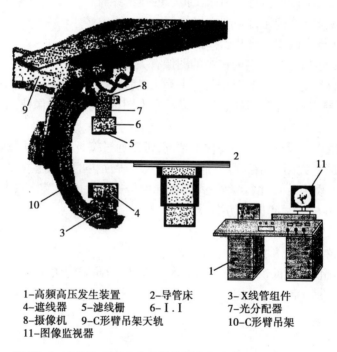

1-高频高压发生装置　　2-导管床　　　3-X 线管组件
4-遮线器　5-滤线栅　　6-I.I　　7-光分配器
8-摄像机　9-C 形臂吊架天轨　　　10-C 形臂吊架
11-图像监视器

图 13-1　CGO-3000 心血管造影介入治疗系统主要组成图

二、主要性能指标

(一)高压发生装置

1. 电源要求　三相、(380 ± 38) V、(50 ± 1) Hz、160A。电源内阻 $\leqslant 0.1\Omega$,电源线截面积 $\geqslant 50\text{mm}^2$。

2. 最大额定值　管电流最大为 800mA;摄影管电压最高为 150kV;透视时管电压最高为 120kV;最大功率为 80kW;最高管电压时的最大管电流为 500mA;最大管电流时的最高管电压为 100kV。

3. **X线管组件**　X线管焦点:0.3/1.0(1.5MHU)。靶面材料:W-Re/MΩ,Φ133mm/10°。

4. **遮线器**　固有滤过:0.3mmAl;固有附加滤过:0.5~4.5mmAl;X线源总滤过≥2.5mmAl。

5. **总重量**　22.7kg(机头)+14kg(遮线器)。

(二) 导管床(GC-2型)

碳纤维增强面板,尺寸:340cm×94cm×79cm,X线衰减当量≤1.3mmAl。电源供电三相380V/50Hz;电源功率≥1kVA。

1. **床升降**　床面距地面高79~112cm,连续可调。电动升降,行程≥33cm。

2. **横向**　手动移动,电磁通电时,电磁锁止释放,断电时电磁锁止。行程≥28cm,机械限位。

3. **纵向**　手动移动,电磁通电时,电磁锁止释放,断电时电磁锁止。行程≥130cm,机械限位。

4. **旋转**　手动旋转,电磁通电时,电磁锁止释放,断电时电磁锁止。行程≥±90°,机械限位。

(三) C形臂架

电源供电三相380V/50Hz;电源功率≥1.5kVA。

1. **C形臂绕水平纵轴旋转范围**　-120°~0°~+120°,转动速度12°/s。

2. **C形臂绕水平横轴旋转范围**　-45°~0°~+45°,转动速度6°/s。

3. **L形臂竖直轴旋转范围**　-90°~0°~+90°,转动速度10°/s。

4. **L形臂架水平移动**　行程190cm,速度12cm/s。

5. **焦点与I.I输入屏间的距离**　≥85cm(85~115cm)。

(四) 影像增强器

1. **外形尺寸**　ϕ381mm×435mm;有效接收面尺寸:ϕ290/ϕ215/ϕ160mm(12″/9″/6″)。

2. **重量**　40kg。

3. **中心分辨力**　48lp/cm。

4. **对比度**　36:1。

5. **转换系数**　320cdm^{-2}/mRs^{-1}。

6. **输出图像直径**　25mm。

(五) 图像系统

1. **CCD摄像机**　高分辨力1 024×1 024,图像质量分析软件。

2. **图像容量**

(1) 数字透视图像

1 024×1 024　12bit单帧透视图像采集(存储到硬盘)。

1 024×1 024　12bit快速透视图像采集:30fps。

1 024×1 024　12bit实时透视图像采集:30fps,15fps,7.5fps,3.75fps。

(2) 数字摄影(点片)图像

1 024×1 024　12bit单帧图像采集。

1 024×1 024　12bit快速图像采集,0.5~15fps。

1 024×1 024　12bit可编程DSA系列采集。

(3) 数字心脏图像:1 024×1 024　12bit实时图像采集,可达30fps。

3. **RAM容量**　64MB RAM(80MB、128MB、256MB可选)。

4. **硬盘容量**　80GB SCSI硬盘存储。

【**实验目的**】掌握大型C形臂的操作使用,了解心血管放射介入治疗系统的操作使用及图像的处理功能。

【实验器材】CGO-3000 心血管造影介入治疗系统。

【操作方法及步骤】

本机所有的操作均由 C 形臂运动操作盒、导管床运动操作盒、附加功能操作盒三个控制盒进行控制,如图 13-2 所示。

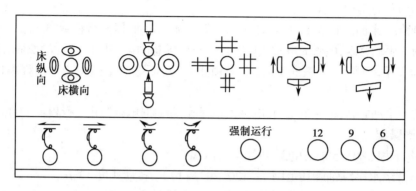

图 13-2 C 形臂运动操作盒

(一) CB-3 型 C 形臂运动的操作

1. C 形臂绕主轴方向的运动操作 扳动 C 形臂绕主轴运动方向的开关时,C 形臂向 -120° 方向运动,当其运动到 -100° 时系统会自动减速运动,到 -120°(误差范围 ±2°)时自动停止。

扳动 C 形臂绕主轴运动方向向另一方向时,C 形臂向 +120° 方向运动,当其运动到 +100° 时系统会自动减速运动,到 +120°(误差范围 ±2°)时自动停止。

2. C 形臂沿主轴方向的运动操作 扳动 C 形臂沿主轴运动方向的开关时,C 形臂向 +45° 方向运动,当其运动到 +35° 时系统会自动减速运动,到 +45°(误差范围 ±2°)时自动停止。

扳动 C 形臂沿主轴运动方向向另一方向时,C 形臂向 -45° 方向运动,当其运动到 -35° 时系统会自动减速运动,到 -45°(误差范围 ±2°)时自动停止。

3. 成像系统运动 按下成像系统上升运动控制按键时,成像系统上升运动,到焦屏距为 115cm 时,自动停止。

按下成像系统下降运动控制按键时,成像系统下降运动,到焦屏距为 85cm 时,自动停止。

4. L 形臂绕竖直轴的运动操作 按下 L 形臂绕竖直轴运动的按键时,L 形臂绕竖直轴顺时针运动,到 +90°(误差范围 ±2°)时,自动停止。

按下 L 形臂绕竖直轴运动的另一按键时,L 形臂绕竖直轴逆时针运动,到 -90°(误差范围 ±2°)时,自动停止。

5. L 形臂水平方向的运动操作 按下 L 形臂水平方向的运动按键时,L 形臂沿水平方向后退运动,到 0cm 时自动停止。

按下 L 形臂水平方向的运动另一按键时,L 形臂沿水平方向前进运动,到 189cm 时自动停止。

6. 遮线器视野的运动操作 扳动开关时,遮线器圆视野打开运动。

扳向另一方向时,遮线器圆视野关闭运动。

注 1:圆视野关到最小时,不会全部关闭。

开关扳向 ╫ 时,遮线器方视野纵向打开运动。

开关扳向 ╪ 时,遮线器方视野纵向关闭运动。

开关扳向 ╫ 时,遮线器方视野横向打开运动。

开关扳向 ╫ 时,遮线器方视野横向关闭运动。

注 2:方视野关到最小时,可以全部关闭。

当进行 I.I 变野操作时,方视野的最大边界尺寸将有相应变化,大小依次为 12″,9″,6″,此功能主要用于增加散射线防护,保护操作人员的安全。

开关扳向 ╩ 时,遮线器半透野叶片 1 垂直进入运动。

开关扳向 ╦ 时,遮线器半透野叶片 1 垂直退出运动。

开关扳向 ▯ 时,遮线器半透野叶片 1 顺时针旋转运动。

开关扳向 ▯ 时,遮线器半透野叶片 1 逆时针旋转运动。

开关扳向 ╩ 时,遮线器半透野叶片 2 垂直进入运动。

开关扳向 ╦ 时,遮线器半透野叶片 2 垂直退出运动。

开关扳向 ▯ 时,遮线器半透野叶片 2 顺时针旋转运动。

开关扳向 ▯ 时,遮线器半透野叶片 2 逆时针旋转运动。

注 3:半透野叶片主要用于在观察部位图像出现高对比度时,遮挡亮度饱和部分,以提高图像清晰度。

7. I.I 三个视野的切换　按下 12″ 按键时,增强器自动切换为大视野,遮线器最大边界切换为大视野状态;按下 9″ 按键时,I.I 自动切换为中视野,遮线器最大边界切换为中视野状态。

按下 6″ 按键时,I.I 自动切换为小视野,遮线器最大边界切换为小视野状态。

8. 强制运行　当 C 形臂与 I.I 或遮线器的碰撞保护罩长时间接触而无法松开时,可以按下 C 形臂运动控制操作盒上的"强制运行"键 2s 后,系统进入强制运行状态(如果开机时,I.I 或遮线器的碰撞保护罩压合也进入此状态),悬吊显示报警红灯闪烁,同时蜂鸣器间歇性鸣响报警,此时只有在按下"强制运行"键的同时操作其他相应的运动控制开关,C 形臂才会慢速运动,但此时 I.I 和遮线器没有碰撞保护,C 形臂的各种运动过程中也没有软件碰撞保护,实际操作中要谨慎使用,否则易造成设备损坏。

(二) GC-2 型导管床

1. 工作原理　GC-2 型导管床电路的工作原理框图如图 13-3 所示。

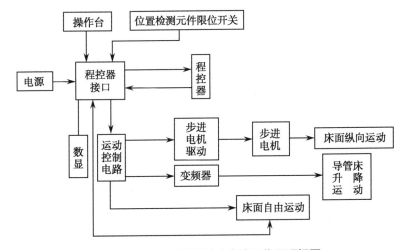

图 13-3　GC-2 型导管床电路工作原理框图

2. 导管床的操作方法

（1）导管床上层床面运动：按下按键，上层床面运动锁止释放，可以实现上层床面纵向运动，松开按键，上层床面重新电磁锁止。

（2）导管床床面横向、下层床面纵向运动：按下床面锁止释放键后，床面横向及下层床面纵向运动电磁锁止释放，可以实现床面横向、纵向运动，松开床面电磁锁止释放键，床面重新电磁锁止，退出床面横向及下层床面纵向运动状态。

（3）导管床床体升降运动：按下上升按键时，导管床床体做上升运动，到距地面高度为112cm时，自动停止。

按下床体下降按键时，导管床床体做下降运动，到距地面高度为85cm时，自动停止。

（三）运动位置记忆及恢复

C形臂运动附加功能操作控制盒，如图13-4所示。

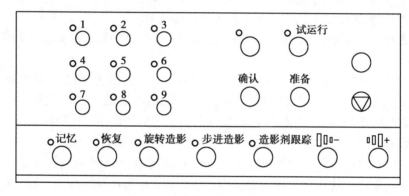

图13-4　附加功能控制台简图

将C形臂运动到需要记忆位置，按下"记忆键"，相应状态指示灯亮，表示进入运动位置记忆状态，之后，按下需要存储的"位置序号键"（0~9），序号按键旁边的指示灯亮，显示窗显示的内容中MP项将显示出对应的位置序号，之后按下"确认键"，则可编程逻辑控制器将位置存储下来，即使在关机情况下，存储的位置也不会丢失。

再次按下"记忆键"，状态指示灯熄灭，系统退出位置记忆状态，显示窗显示数字恢复为"88"。

在C形臂静止的状态下，按下"恢复键"，相应的状态指示灯亮起，表示进入位置恢复状态，之后，按下需要恢复的"位置序号键"（0~9），序号键旁边的指示灯亮，显示窗显示的内容中MP项将显示出对应的位置序号，之后按下"确认键"，则可编程逻辑控制器将存储的位置读出，并使驱动电机得电，将C形臂恢复到记忆位置，到位后，C形臂自动停止。

再次按下"恢复键"，系统退出位置恢复状态，状态指示灯熄灭，显示窗显示数字恢复为"88"。

注意：在位置记忆状态或记忆位置恢复状态下，C形臂的运动被禁止，在退出位置记忆状态或记忆位置恢复状态后，C形臂的运动功能恢复。

旋转造影：旋转造影功能选择键。

步进造影：步进造影功能选择键。

跟踪摄影：造影剂跟踪功能选择键。

0:运动位置记忆(恢复存储)地址 0。

1:运动位置记忆(恢复存储)地址 1。

2:运动位置记忆(恢复存储)地址 2。

3:运动位置记忆(恢复存储)地址 3。

4:运动位置记忆(恢复存储)地址 4。

5:运动位置记忆(恢复存储)地址 5。

6:运动位置记忆(恢复存储)地址 6。

7:运动位置记忆(恢复存储)地址 7。

8:运动位置记忆(恢复存储)地址 8。

9:运动位置记忆(恢复存储)地址 9。

试运行:旋转造影功能试运行操作键。

准备:旋转造影/步进造影/跟踪摄影功能准备键。

确定运动位置记忆/恢复/旋转造影/步进造影/跟踪摄影功能确定键。

(四) C 形臂运动的一些特殊要求

在滑块带动 L 形臂沿天轨方向运动时,在显示距离为"0~120"之间,L 形臂、C 形臂、I.I 及导管床运动没有限制,当滑块带动 L 形臂沿天轨方向运动到 120cm 处时,正位时沿天轨方向继续运动被禁止。

必须将 C 形臂的 ±120° 方向及 ±45° 方向运动到小角度(±30°)范围内,将 C 形臂转到 +90° 的侧位后,才能继续运动,在 120°~140° 的范围内,C 形臂主轴方向可以运动到 ±35°(误差范围 ±2°),在 140°~189° 的范围内,C 形臂主轴方向可以运动到 0°~+35°(误差范围 ±2°),±45° 方向运动不受限制。

【思考题】

1. 简述 CGO-3000 型心血管造影介入治疗系统设备的主要用途。

2. CGO-3000 型心血管造影操作面板上显示的安全保护功能有哪些?

(殷凤华)

实验十四　数字减影血管造影设备的基本操作

【实验目的】

1. 熟悉数字减影血管造影（DSA）设备的工作原理。
2. 熟悉 DSA 设备 C 形臂的定位使用方法。
3. 了解 DSA 设备主要结构的功能。

【实验设备】

DSA 设备一台。

【实验原理】

1. 机架和平板探测器运动　机架运动包括：机架旋转（L_1 轴），C 形臂旋转（Pivot），C 形臂沿轨道运动和探测器升降，如图 14-1 所示。

2. 导管床的运动　导管床可以进行纵向和横向，升降和旋转运动，如图 14-2 所示。

【实验步骤】

1. 一般操作

（1）开机：按住系统控制器上的"开/关机"按钮 0.5s，开机大约需要 5min。

（2）登录：开机后在登录屏幕上输入用户名、密码；单击确定按钮，开始登录程序；成功登录后，跳转到患者管理界面。

（3）切换用户：点击"切换账号"，输入新的用户名和密码，点击"登录"。

（4）急诊登录：急诊用户不用用户名和密码，便于在紧急情况下开始手术。点击"急诊"按钮，进入患者管理屏幕。

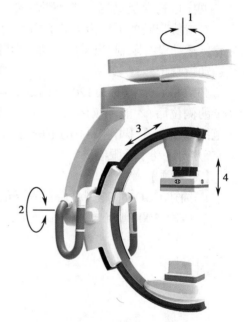

图 14-1　机架的运动
1. 左右转动；2. 头足转动；3. 纵向运动；4. 横向运动。

（5）注销：在"设置"屏幕，点击"系统注销"，退出当前登录用户。

（6）关机：在检查管理屏幕选择"结束检查"按钮。按住系统控制器上的"开/关机"按钮 0.5s，关机大约需要 3min。

（7）重启：按住系统控制器上的"复位"按钮 2s，系统重启大约需要 3min。

2. 使用前检查

（1）使用床旁主控制器上的机架和导管床控制按键/摇杆，检查运动是否正常。

（2）检查位于参考显示器右下角的几个区域数值是否正常。

（3）如果机架或者导管床位置与显示在参考显示器上的相应值不匹配，请不要进行操作。

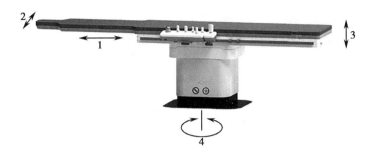

图 14-2　导管床的运动
1. 纵向运动；2. 横向运动；3. 升降运动；4. 旋转运动。

3. 定位系统

（1）C 形臂运动：使用床旁主控制器。

1）先下压保持然后左推/右推持续操作"C 形臂运动摇杆" ，C 形臂可以持续沿着患者的头足转动（CRA 和 CAU）。

2）先下压保持然后左推/右推持续操作"C 形臂运动摇杆" ，C 形臂可以持续沿着患者的左右转动（CRA 和 CAU）。

（2）机架复合运动：使用床旁主控制器。

1）当 C 形臂位于头位时，先下压保持然后前/后持续推"C 形臂横纵轴运动摇杆" ，C 形臂可以持续沿床横轴左右运动。

2）当 C 形臂位于左/右位时，先下压保持然后左/右持续推"C 形臂横纵轴运动摇杆" ，机架可以持续沿床纵轴头足运动。

（3）机架旋转：使用床旁主控制器。

1）按下"L_1 顺时针旋转"按键 ，L_1 臂顺时针旋转。

2）按下"L_1 逆时针旋转"按键 ，L_1 臂逆时针旋转。

3）同时按下"L_1 顺时针旋转"和"L_1 逆时针旋转"按键 1s 后，机架开始旋转归零。

（4）零位停止：使用床旁主控制器。

1）按下"零位停止"按键 ，指示灯亮，持续操作"C 形臂运动摇杆"可以使机架停止在 0° 位置。

2）如果继续操作"C 形臂运动摇杆"，运动还会继续。

4. 平板探测器的运动

平板探测器上装有控制面板，可以控制运动；床旁主控制器也可以控制运动。

（1）升降：按下"探测器上升/下降"按键 ，直到达到所需高度。

（2）旋转：按下"顺时针旋转"按键 ，探测器顺时针旋转；按下"逆时针旋转"按键 ，探测器逆时针旋转。

（3）归位:稍微转动 L_1 轴,探测器开始时旋转归零位。

5. 导管床的运动 导管床的运动可以由床旁主控制器控制,也可以由床平移控制器控制。

（1）导管床面纵向运动:向下按"床平移"操作杆并将其向左/右推,导管床跟随运动。

（2）导管床面横向运动:向下按"床平移"操作杆并将其向前/后推,导管床跟随运动。

（3）仅纵向移动导管床:使用床旁主控制器,按下"床横轴锁定"按键 ⊕ ,指示灯亮,导管床横向运动锁定,仅能纵向运动;再次按下该按键,指示灯熄灭,导管床横向运动解锁。

（4）导管床升/降:使用床旁主控制器,按下"床上升/下降"按键 ⊥ ⊤ ,直到达到所需高度。

（5）导管床旋转:使用床旁主控制器,按下"床选装解锁"按键 ⊡ ,指示灯亮,导管床旋转解锁,可以自由旋转。再次按下该按键,指示灯灭,导管床旋转锁定;或者到达零位后自动锁定。

（6）运动停止:使用床旁主控制器,按下"床和 C 形臂同时锁定"按键 ⊕ ,锁定除探测器以外的机架和导管床运动。

【思考题】

1. 机架可以进行什么运动?

2. 导管床可以进行什么运动?

3. 设计机架运动控制步骤,使其达到手术要求位置。

（史晓霞）

实验十五　X线机机房的布局

【实验目的】

1. 掌握放射科的总体布局原则和X线机对机房的要求。
2. 掌握HF-50E型X线机的布局。
3. 了解大型C形臂的布局。

【实验器材】HF-50E型X线机、CGO-3000放射介入治疗系统、HOLX0176型DDR。

【方法及步骤】

（一）放射科总体布局原则

1. 综合性医院胸透室应安排在放射科的进口处,登记室也应安排在放射科的进口附近。
2. 胃肠室、特殊检查室专用机房应安排在放射科里端。
3. 暗室应靠近摄影室。

（二）对机房的要求

1. **位置**　机房的位置应有利于X线机的维护:①机房应设在空气干燥,通风良好的环境里;②选择机房应考虑防尘、防震;③有利于工作、方便病人就诊;④有利于机器的安装和射线的防护。

2. **面积与高度**

（1）机房的面积:中型X线机25~35m^2,大型X线机40m^{2}以上。

（2）机房的高度:一般为2.8~3.5m。

3. **结构**　墙体和楼板要求防射线、墙皮光滑、地面光洁。

125kVp的X线机机房墙体厚度:砖墙应≥24cm,混凝土墙应≥16cm。

4. **通风措施**　机房要有良好的通风措施,常采用排气扇或空调进行通风。

（三）X线机的布局

1. **合理的布局**　充分利用机房面积。

（1）天地轨的定位。

（2）检查床(包括摄影床、透视诊断床)的定位。

（3）高压发生装置的定位。

（4）胸片架的定位。

（5）控制台的定位。

2. **例1**　设计一台HF-50E型高频X线机机房的布局。如图15-1所示。

3. **例2**　设计一台CGO-3000放射介入治疗系统(C形臂)的机房布局。如图15-2所示。

【思考题】

1. 试设计一个县级医院放射科的总体布局图。
2. 试设计一台DR的机房布局图。

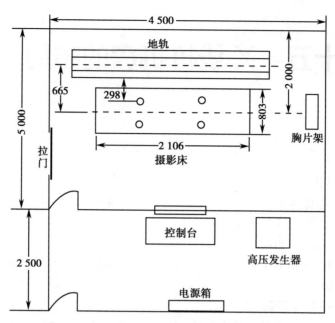

图 15-1　HF-50E 型高频 X 线机安装平面布局图

单位为 mm。

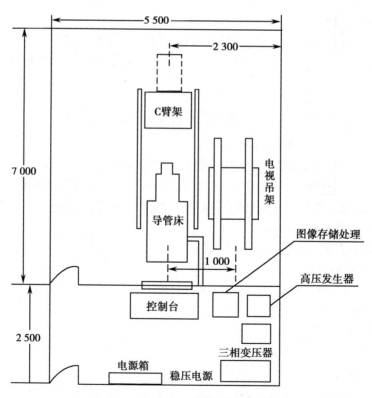

图 15-2　大型 C 形臂安装平面示意图

单位为 mm。

（金雪峰）

实验十六　X线机接地电阻的测量

【实验目的】掌握 X 线机接地电阻的测量方法,了解接地电阻测量仪的基本工作原理。

【实验器材】ZC-8 型接地电阻测量仪。

【仪器结构】接地电阻测量仪由手摇发动机、电流互感器、滑线电阻器及检流计等组成。全部构件装于铝合金铸造的携带式外壳内,附件有辅助接地电极及连接线等,装于附件袋内。

【工作原理】ZC-8 型接地电阻测量仪的工作原理和外形如图 16-1、图 16-2 所示。

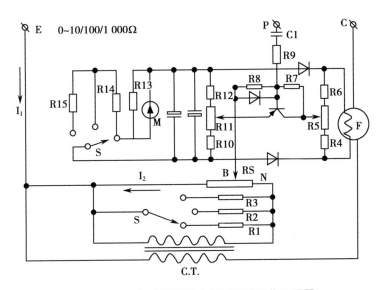

图 16-1　ZC-8 型接地电阻测量仪工作原理图

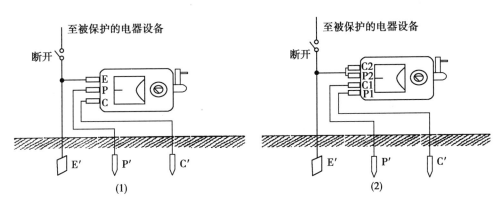

图 16-2　ZC-8 型接地电阻测量仪外形图

45

ZC-8 型接地电阻测量仪根据电位计的工作原理设计,当仪表发电机的摇把以 120r/min 以上的速率转动时,便产生约 110~115Hz 的交流电流。仪表接线端钮 E(或 C2、P2)连接于接地电极 E′(图 16-2),另外两端 P 和 C(或 P1 和 C1)连接到相应的接地电位探测针 P′ 和接地电流探测针 C′,电位和电流探测针沿接地电极 E′ 按适当的距离插入土壤中。手摇发电机产生的交流 I_1 经电流互感器 C.T. 的一次绕组,接地电极 E′,大地和电流探测针 C′ 回到发电机,在电流互感器二次绕组产生的 I_2 接于电位器 RS。当检流计指针偏转时,调节电位器 RS 的接触点 B 以使其达到平衡。在 E 和 P 之间的电位差与电位器 RS 的 O 和 B 之间的电位差是相等的。

如果刻度盘满刻度为 10,读数为 N,则

$$R_x = I_2 \cdot RS \cdot N/10I_1$$

【方法及步骤】

1. 沿被测接地电极 E′,使电位探测针 P′ 和电流探测针 C′,依次直线彼此相距 20m,并使电位探测针 P′ 插于接地电极 E′ 和电流探测针 C′ 之间。

2. 用导线将 E′、P′ 和 C′ 连接于仪表相应的端钮上。

3. 将仪表放置于水平位置,检查检流计指针是否指示在中心线上,否则调整调零钮将其指示中心线。

4. 将"倍率标度"置于最大倍数,慢慢转动发电机的摇把,同时转动"测量标度盘"使检流计指针指于中心线。

5. 当检流计指针接近平衡时,加快发电机摇把的转速,使其达到 120r/min 以上,调整"测量标度盘"使指针指于中心线上。

6. 如"测量标度盘"的读数 <1 时,应将倍率标度开关置于较小的倍数,再重新调整"测量标度盘"以得到正确读数。

7. 用"测量标度盘"的读数乘以倍率标度的倍数,即为所测量的接地电阻值。

【注意事项】

1. 当检流计灵敏度过高时,可将电位探测针插入土壤的深度浅一些,当检流计灵敏度不够时,可沿电位探测针和电流探测针注水使土壤湿润。

2. 当接地电极 E′ 和电流探测针 C′ 之间的距离 >20m,电位探测针 P′ 的位置插在离开 E′ 和 C′ 之间的直线几米以外时,其测量的误差可忽略不计。但当 E′ 和 C′ 间的距离 <20m 时,则应将电位探测针 P′ 插在 E′ 和 C′ 的直线中间。

3. 当用 0~1/10/100Ω 规格的仪表测量 <1Ω 的接地电阻时,应将 C2、P2 间连接片打开,分别用导线连接到被测接地体上,以消除测量时连接导线的电阻所附加的误差。

【思考题】

1. 我国规定 X 线机接地电阻应为多少欧姆?

2. 当接地电阻过大时,会产生什么后果,为什么?

3. X 线机的接地线能否直接连接到电源配电箱的接地端?

(齐现英)

实验十七　X 线机曝光时间的测量与调整

【实验目的】

1. 掌握 X 线机曝光时间的测量与调整方法。

2. 熟悉 NERO-6000B 型非接触式 X 线机输出量测量仪和 PMX-I/R 摄影 kVp/时间计的使用方法。

【实验器材】HF-50E 型高频 X 线机,F99-Ⅱ型 500mA X 线机,NERO-6000B 型非接触式 X 线机输出量测量仪 1 台,PMX-I/R 型摄影 kVp/时间计 1 台,TDS-220 型数字式记忆示波器 1 台,405 型电秒表 1 块,MF47 万用表 1 块。

【方法及步骤】

(一) 电秒表法测量 X 线机曝光时间

1. 工作原理　电秒表电路的工作原理如图 17-1 所示。

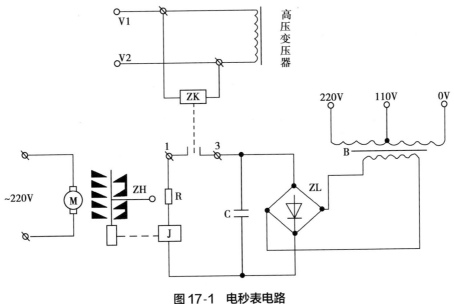

图 17-1　电秒表电路

　　电秒表由同步电动机、变压器、整流桥、继电器、离合器等组成。电秒表接通 220V 的交流电源时,同步电动机 M 得电旋转,由于离合器未吸合,电秒表处于空转状态,当按下手闸开始曝光时,高压接触器得电工作,接在高压初级的 220V 交流继电器 ZK 得电工作,其常开接点 1、3 闭合,此时直流继电器 J 得电工作,离合器得电吸合,电机带动表针开始转动计时。当高压接触器失电,曝光结束时,电秒表 1、3 接点断开,继电器 J 失电不工作,离合器松开,指针停止转动,电秒表停止计时,此时电秒表的读数就是 X 线机高压得电时间,即曝光时间。

2．测量方法及步骤

（1）拆下 X 线机高压初级 JX2-7、JX2-8，并用绝缘胶布包好。按下手闸曝光时，用万用表测量高压初级电压，通过调整摄影电压调节旋钮，使高压初级输出电压为 220V。

（2）机器断电后，将 220V 交流继电器（JQX-10F）接在高压初级 JX2-7、JX2-8 接线端子上。选择该继电器的一对常开触点，将其串接到电秒表 1、3 接线柱上，如图 17-1 所示。

（3）电秒表接通 220V 的交流电源后，工作方式选择为连续工作状态。

（4）选择要测量的曝光时间，按下手闸曝光。从电秒表上读出实测曝光时间。电秒表长针移动一格为 0.01s，短针移动一格为 1s，读数完毕后，按下电秒表的复位按钮回零，以准备下次测量。

（5）对每挡曝光时间连续测量三次，取其平均值。

$$曝光时间\ t=(t_1+t_2+t_3)/3$$

（6）记录测量结果，填入表 17-1、表 17-2。

表 17-1　F99-Ⅱ型 500mA X 线机曝光时间的测量：允许误差 ±10%

测量	标称值/s			
	0.2	0.5	0.8	1.0
实测值				
平均值				
误差				

表 17-2　F99-Ⅱ型 500mA X 线机Ⅱ套限时保护器的测量

测量	标称值/s					
	0.02~0.1	0.25~0.3	0.4	0.5~0.6	0.8~2	2.5~5
实测值						
平均值						

（二）用 NERO-6000B 型非接触式 X 线机输出量测量仪测 X 线机曝光时间

1．组成　NERO-6000B 型非接触式 X 线机输出量测量仪由探测器、微处理器、多芯电缆组成。

2．工作原理

（1）适应范围：采用 NERO-6000B 型非接触式 X 线机输出量测量仪测量曝光时间时，其适应范围非常广泛，它不仅适用于由主接触器控制 X 线机高压初级的 X 线机，而且适用于由可控硅控制高压产生的各类 X 线机，但应在负载条件下进行测试。

（2）方法及步骤

1）将探测器放置于 X 线管照射野内，X 线中心线正对探测器中心，X 线管焦点至探测器的距离为66cm。

2）连接探测器到计算机处理器多芯电缆线，电源线及微处理器至打印机输出线，然后接通 220V 交流电源。

3）按下仪器电源开关 ON，在仪器显示屏的右下角显示 Ready C01。选择测量方式，按下单次曝光方式 SGL 键，输入要测量的曝光参数条件（管电压、管电流、曝光时间）后，在仪器显示屏的右下角显示 Ready C02 代码，表示此时可进行曝光时间的测量。

4）按下 X 线机曝光手闸，进行曝光。曝光完毕后，在仪器显示屏右下角显示 Ready C01 代码。

5）通过按下显示屏的显示键 S，显示实际测量的 X 线机曝光时间或者通过打印机将测量结果打印出来。

（三）示波器测量曝光时间

用 TDS-220 型数字式记忆示波器测量 X 线机曝光时间，此方法适用于曝光时间较短时的测量。用记忆示波器观察高压初级波形，通过波形分析，计算出曝光时间。测量方法如下：

1. 从 X 线机控制台上拆下高压初级接线，并用绝缘胶布包好，接入 10kΩ、1W 和 500kΩ、1W 的电阻各一个。如图 17-2 所示。

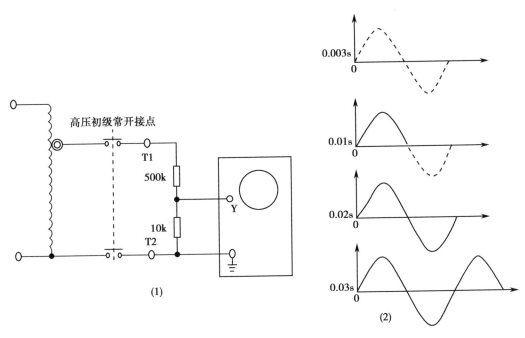

图 17-2　用示波器测量曝光时间的电路图及波形图

2. 将 10kΩ 电阻上的电压信号输入示波器，作为读取信号源，把摄影管电压调整到最低位，使高压继电器动作或者使主可控硅导通，观察并记忆示波器屏幕上的波形。

3. 限时器在短时间曝光时，其波形情况分析如下：0.003s 应有 60°的波形，即 1/6 周；0.01s 应有 180°的波形，即交流电的半个正弦波；0.02s 应有 360°的波形，即一个正弦波；0.03s 应有一个半正弦波。

（四）用 PMX-I/R 型摄影管电压/时间计测量曝光时间

用 PMX-I/R 型摄影管电压/时间计测量曝光时间参见实验十九 X 线机的管电压测量与调整"三、用 PMX-I/R 型摄影管电压/时间计测量 X 线机的管电压值"。

（五）根据测量时间结果进行调整

F99-Ⅱ型 500mA X 线机曝光时间的控制，是由摄影限时电路中限时电阻 RX1~RX22 与电容 C22 充放电时间常数决定的，如果实测曝光时间与 X 线机标称值误差超过 GB 标准，应调整电位器 R53、R54，即可以改变 X 线机曝光时间。无论何种类型的 X 线机，曝光时间这一参数经过测试调整后，应满足国家对 X 线机性能指标的基本要求。

【思考题】

1. 限时器在 X 线机电路中起什么作用？试分析 F99-Ⅱ型 500mA X 线机曝光时间不准的原因。

2. 试分析用电秒表法测量 F99-Ⅱ型 500mA X 线机曝光时间产生测量误差的主要原因。

3. 国家标准规定 X 线机曝光时间这项性能指标的最大误差不能超出多少？

（齐现英）

实验十八　X线机的管电流测量与调整

【实验目的】

1. 掌握 X 线机的管电流测量与调整方法。

2. 熟悉 Solidose 400 剂量仪的正确使用方法,配合 MAS-2 型钳形探头采用非接触式的测量方法,测量 X 线机的管电流。

3. 用记忆示波器熟练测量 HF-50E 型高频 X 线机的管电流。

【实验器材】HF-50E 型高频 X 线机,FSK302-1A 型 500mA X 线机,F78-Ⅲ型 300mA X 线机,MAS-9201 型曝光量表,记忆示波器一台,MF47 万用表一块。

一、F78-Ⅲ型 300mA X 线机的管电流测量与调整方法

【工作原理】F78-Ⅲ型 300mA X 线机的灯丝加热初级电路如图 18-1 所示。

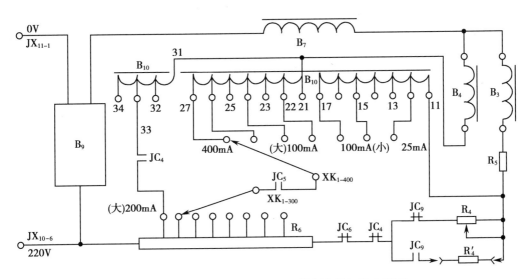

图18-1　F78-Ⅲ型 300mA X 线机灯丝加热电路图

1. **透视灯丝加热电路工作原理**　稳压器(B_{11})公共端→R_6→JC_5(常闭)→JC_4(常闭)→透视电流调整电位器(R_4)→R_5→小焦点灯丝变压器初级(B_3)→CH_{7-17}→电流互感器(B_7)→稳压器(B_{11})输出端。

2. **摄影灯丝加热电路的工作原理(小焦点 100~400mA 任一挡)**　按下手闸 AN_{10} 后,旋转阳极开始启动,X 线管灯丝加热,摄影准备继电器 JC_5 得电工作。

（1）大焦点灯丝加热电路:稳压器(B_{11})公共端→R_6(3~6 端)→XK_1-300→JC_5(13、14 常开)→XK_1-400→空间电荷补偿变压器 B_{10}(22~27 端)→大焦点灯丝变压器初级 B_4→CH_{7-17}→B_7→稳

压器(B_{11})输出端。

（2）小焦点灯丝加热电路：稳压器（B_{11}）公共端→R_6（7~9 端）→XK_1-300→JC_5（13、14 常开）→XK_1-400→空间电荷补偿变压器 B_{10}（15~17 端）→B_3 小焦点灯丝变压器→CH_{7-17}→B_7→稳压器（B_{11}）输出端。

无论是大焦点摄影还是小焦点摄影加热，通过改变灯丝加热电阻 R_6 上的滑动触头（3~9 端的位置），即可改变灯丝加热变压器 B_4、B_3 的初级电压，达到调整摄影管电流的目的。

【方法及步骤】

1. 透视管电流调节　机器正常通电后，将技术选择开关置透视位，调节电源电压旋钮使电源电压指示在标准位。透视管电压选择 60~70kV。按下控制台上透视按钮。观察管电流表的读数，当透视管电流调节旋钮顺时针旋转到头时，透视管电流一般不超过 4.5~5mA。如最大透视管电流 >5mA 或不足 4.5mA 时，应调节灯丝调整电阻 R_6 的滑动触点（10 端），使管电流表读数为 4.5~5mA。

2. 电容电流补偿的调节　①从控制台端拆下灯丝变压器初级线 JX3-1，此时 X 线管灯丝无加热电压。②将电容电流抵偿电阻 R_3 的一端拆下，选择透视位，在 70kV 下进行透视，观察管电流表的读数，此读数即为 70kV 时电容电流大小。③关机，将灯丝变压器初级线 JX3-1 接上。开机，在 70kV 下进行透视，观察 mA 表的读数，此读数即为透视管电流与电容电流之和。④关机，接上 R_3。开机，在 70kV 下进行透视，观察管电流表的读数，调整 R_3 的阻值大小，使管电流读数为③的读数—②的读数。

3. 摄影管电流的测量与调整

（1）小焦点摄影管电流调节：选择 70kV、1.00s 摄影曝光，在曝光时观察控制台上管电流表的读数，是否与管电流挡标称值一致。如不一致，应调整 R6 的滑动触头（7~9 端），再进行曝光观察，直至管电流表的指示值与标称值一致。

（2）大焦点摄影管电流调整，可借助曝光量表。

（3）拆下管电流表的公共端，将曝光量表串接于管电流测量回路中，如图 18-2 所示。

（4）选择 70kV、0.5s、对 100~400mA 各管电流挡进行曝光，观察实际测量的曝光量表数值。

根据管电流 = 曝光量/曝光时间，可求出所测量的管电流值，填入表 18-1 中。

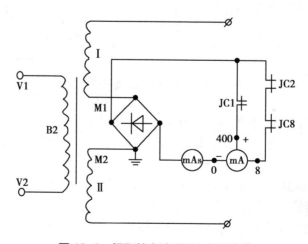

图 18-2　摄影管电流测量与调整电路

表 18-1　摄影管电流的测量表

测量	管电流标称值					
	25mA	50mA	100mA（小）	100mA（大）	200mA	300mA
SET 70kV 时管电流的实测值						
灯丝初级电压（U_f）						

（5）根据实测的管电流值，调整不同管电流挡所对应电阻 R_6 的滑动触头,使之与标称值的误差 <±10%。

4. 空间电荷补偿的调整　对不同管电流挡,采用低管电压（50kV）和高管电压（90kV）分两次进行曝光,观察两次曝光时的管电流值,填入表 18-2 中,如差别较大,应改变空间电荷补偿器 B_{10} 的抽头位置。

表 18-2　空间电荷补偿调整测量表

标称管电流	标称管电压	
	50kV	90kV
25mA（小）		
50mA（小）		
100mA（小）		
100mA（大）		
200mA（大）		
300mA（大）		

二、FSK302-1A 型 500mA X 线机的管电流调试

摄影管电流调整方法如下。

1. 将 Board 8 板上的拨码开关 SW1 的 S4 拨至"ON",进行电流的调整。

2. Ⅰ台 300mA,调整 Board 4 板 R55,电流窗口应显示 47。

3. Ⅱ台 100mA,调整 Board 4 板 R50,电流窗口应显示 76。

4. Ⅱ台 300mA,调整 Board 4 板 R51,电流窗口应显示 47。

5. Ⅱ台 400mA,调整 Board 4 板 R52,电流窗口应显示 63。

6. Ⅱ台 500mA,调整 Board 4 板 R53,电流窗口应显示 47。

三、用 Solidose 400 型剂量仪、MAS-2 分配器、钳形探头表进行管电流的非接触式测量

【方法及步骤】

1. 在进行摄影管电流测量时,首先将非接触式 MAS-2 分配器和钳形表电流探测器与 Solidose 400 型剂量仪连接起来;然后将 12V 的稳压电源与 Solidose 400 型剂量仪的主机连接;将摄影自动探头识别器（ADI-4）插入 Solidose 400 主机插孔内。注意不要使电缆线过度弯曲。

2. 在安装好电缆线后,首先接通钳形表头电源,再按下 MAS-2 分配器电源按钮,最后按下主机电源(ON/OFF)开关,屏幕上显示条码,作为显示检查,Solidose 400 就会和仪器软件版本一起显示大约 1s,装载 ADI 信息需要大约 5s,然后 Solidose 400 就可以使用了。

3. 使钳形表磁环卡在 X 线机高压电缆(阳极或者阴极)上,并注意探头上标示的电流方向应与实际管电流方向一致,如将 MAS-2 型探头卡在高压电缆线的阳极上,为避免旋转阳极的影响,探头离 X 线管应在 30cm 以上。选择钳形表的电流量程为(DC)4A,按下钳形表上 RESET 按钮 1s,进行清零。此时 Solidose 400 剂量仪显示屏显示 "Current 0.00 A" 或者显示 "Charge 0.00 As"。通过 Solidose 面板上的 RATE 或者 DOSE 按键可以进行管电流或者曝光量测量的转换。

4. 选择要测量 X 线机的管电流,并用合适的管电压和曝光时间进行曝光,即可测量出实际的管电流或曝光量数据。由 Solidose 测量显示的曝光量数值和实际曝光时间可以准确地计算出管电流,将测量结果记入表 18-3 中。

表 18-3　管电流测量记录结果

设定管电流/mA	设定曝光时间/ms	测量管电流/mA	偏差(%)=(测定值−设定值)/测定值 ×100%
50	500		
100	500		
200	500		
300	500		

5. 在选择测量管电流时,如果实际管电流太小或者曝光时间偏短,测量数据可能偏差较大。

6. 关机应与正常开机顺序相反。即首先断开主机电源(ON/OFF)开关,再断开 MAS-2 分配器电源开关,最后再断开钳形表电源。

四、HF-50E 型高频 X 线机管电流的测量方法

参见实验十九 X 线机管电压测量的第四部分。

【思考题】

1. 在进行管电流调整时应注意的问题?

2. 在管电流测量回路中,当整流桥中一个二极管发生短路、断路时,控制台上管电流表读数有何变化?

3. 我国国标对管电流的误差要求是多少?

4. X 线机灯丝加热初级电路的公共线断路、次级电路的公共线断路时,会发生什么现象?为什么?

(齐现英)

实验十九　X 线机的管电压测量

【实验目的】

1. 掌握医用 X 线机管电压的测量与调整方法。
2. 熟悉 ALOC-201D 型 X 线机管电压测量仪器的工作原理和仪器使用方法。
3. 熟悉 NERO-6000B 型非接触式 X 线机输出量测试仪的使用方法。
4. 了解 PMX-I/R 型 X 线机管电压计和用记忆示波器测量 HF-50E 型高频 X 线机管电压的方法。

【实验器材】HF-50E 型高频摄影 X 线机,F78-Ⅲ型 300mA X 线机,ALOC-201D 型 X 线机高压测试仪,PMX-I/R 型非接触式 X 线机管电压计,NERO-6000B 型非接触式 X 线机输出量测试仪,TDS-220 数字式记忆示波器。

一、ALOC-201D 型 X 线机管电压测试仪的工作原理

【工作原理】

如图 19-1 所示,X 线机高压变压器产生的高压经过分压器进行分压,变成低压信号,通过四芯电缆线供给指示仪表,在仪表上进行数字显示所要测量的管电压。由于分压器输入阻抗高,启动时间短,在 X 线管侧或高压发生器侧对管电压测量准确,它能在摄影状态下曝光时进行测量,也能在透视状态下进行测量。通过改变可变定时电路,转换测量时间,可对 X 线发射期间任一时刻的管电压进行测量。

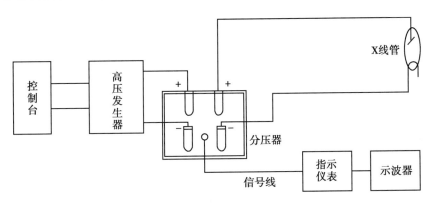

图 19-1　ALOC-201D 型 X 线机管电压测试仪原理图

1. 指示仪表操作说明

（1）电源开关:用于开、关测试仪的电源。

（2）输入端:将分压器的输出接到 INPUT 输入端。

（3）延迟开关:由脉冲刻度选择延迟,当开关位于 0 位时,延时时间为 0 脉冲;当开关位于

1 位时,延时时间为 1 个脉冲,曝光时从第二脉冲开始测量。

（4）功能开关:用于转换摄影和透视工作状态。

（5）测量时间转换开关:置测量时间 10ms 或 20ms 状态。

（6）测量方式选择:用于选择从 X 线管阳极、阴极与高压发生器次级侧中心点(接地点)处进行测量。当置 OFF 位置时,测量信号被关断,切断输入。

（7）管电压波形监视端(A-K):X 线管阳极和阴极间的电压波形。

（8）管电压波形监视端(A-E):X 线管阳极与地间的电压波形。

（9）管电压波形监视端(E-K):接地点与 X 线管阴极间的电压波形。

（10）LED:指示 X 线机管电压的峰值。

2. 测量方法和步骤

（1）从 X 线管端,拔出 X 线管阳极侧的高压电缆,将其插入分压器阳极侧的高压电缆插座内。并将附加高压电缆的两端分别插入分压器的另一阳极插座和 X 线管的阳极插座内。

（2）从 X 线管端,拔出 X 线管阴极侧的高压电缆,将其插入分压器阴极侧的高压电缆插座中,并将另一附加高压电缆的两端分别插入分压器的另一阴极插座和 X 线管的阴极插座内。

（3）利用附加连接电缆线(四芯电缆线)连接分压器输出端和指示器 INPUT 端。

（4）接通指示器电源,按校准 CAL 开关,指示器显示在 100.0,仪器可正常测量显示。

（5）选择要测量的 X 线机管电压,进行透视或摄影管电压的测量。

（6）将测量结果填入表 19-1 中。

表 19-1　X 线机管电压测量表

管电压实测值	管电压标称值/kV				
	60	70	80	90	100
SET 50mA 时					
SET 100mA 时					

二、NERO-6000B X 线输出量测量仪器

【实验原理】X 线经过探测器不同的滤过后,照射到半导体探测器上,产生电流,电流的大小与 X 线机管电压、管电流、曝光时间有关,产生的电流经放大,再进行模数转换送入微处理器,经微处理器的运算,将测量数据在显示面板上显示。工作原理如图 19-2 所示。

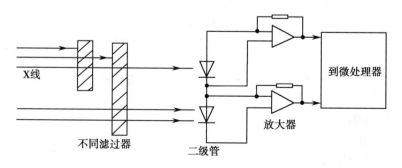

图 19-2　NERO-6000B X 线输出量测量仪器原理图

【方法及步骤】

1. 选择机器的相数和工作方式　SELECT MACHINE→PHASE→MODE。工作方式见表 19-2。

表 19-2　选择机器的相数和工作方式操作程序表

操作程序		显示	
（1）	按 ON	READY	1
（2）	按 F4		1
（3a）	ENT	输入不变	
（3b）	1		1
（3c）	3		3
（4）		READY	1

2. 单次摄影曝光方式的测量　开机后按下 Single Mode（SGL）方式。按表 19-3 操作程序输入要测量的参数。

表 19-3　单次摄影曝光方式的测量操作程序表

操作程序		显示	
（1）	ON	REDAY	01
（2）	SGL	NNN kV	C11
（3）	（nn）	Nnn kV	C11
（4a）	ENT	NNN mA or mAs	C12 C13
（4b）	NEXT	nnn mAs or nnn mA	C13 C12
（5a）	（nnn）	nnn mA	C12
（5b）	ENT	NNN sec	C10
（5c）	（nnn）	nnn sec	C10
（6）	（nnn）	nnn mAs	C13
（7）	ENT	L or S	C09
（8）	ENT		C02

将要测量的曝光参数、管电压、管电流、曝光时间、大小焦点选择输入后,调整 X 线机曝光参数,按下机器曝光手闸进行曝光,等机器将测量数值计算后,管电压、曝光时间、X 线输出量可通过显示屏显示;也可通过打印机将测量结果打印出来。

按下 PRINT SGL 测量数据的打印。

按 F3,打印 X 线输出剂量波形。

按 F6,打印 X 线机管电压波形。

3. 透视管电压的测量

（1）按下 FLRO 功能键,显示 1.00　C27。

（2）按下 ENT,输入测量的管电压值,显示 0.00r/min。

（3）按下透视按钮或踩下透视脚开关进行曝光,在曝光过程中按 EXIT,显示屏显示转速　C03。继续曝光直至显示 REDAY　C01。

（4）按下 PRINT　FLRO 功能键,打印测量数据。按 F3、F6 打印 X 线输出剂量及管电压波形。

（5）将测量结果填入表 19-4,并做出标称管电压与实测管电压的关系曲线。

表 19-4　实测管电压表

测量仪器	管电压标称值/kV			
	60	70	80	90
ALOC-201D				
NERO-6000B				
PMX-I/R				

4. STAT(Statisticail Mode)X 线机重复性测量

测量操作程序如表 19-5 所示。

表 19-5　X 线机重复性测量操作程序表

操作程序		显示	
（1）	ON	REDAY	01
（2）	STAT	NNN kVp	C11
（3）	（nn）	nnn mA	C12
（4）	ENT	NNN mA	C12
（5）	（nnn）	nnn mA	C12
（6）	ENT	NNN sec	C10
（7）	（nnn）	nnn sec	C10
（8）	ENT	L or S	C09

选择 X 线机曝光条件,开始曝光。3 次曝光后,显示 C02,按下 EXIT 退出。

按下 PRINT　STAT 键,将 3 次曝光测量数据及误差打印输出。

5. AMSE 连续曝光自动测量

该测量方式主要用于 X 线机的连续曝光情况下,测量 X 线机曝光参数。

6. CMPL(accuracy sub-mode、linearity sub-mode)X 线机精度和线性测量

该测量方式主要用于 X 线机管电压精度和管电流线性值。

注意事项:在使用 NERO-6000B 型 X 线输出量测试仪进行 X 线机曝光参数测量时,X 线管焦点至探测器的距离为 65cm,同时要注意调节探测器转动轮,使选择的滤过范围与 X 线机管电压一致。

三、用 PMX-I/R 型摄影管电压/时间计测量 X 线机的管电压值

【实验原理】PMX-I/R 型摄影 kVp/时间计有两个性能相似的辐射探测器,在它们的前面有一套不同厚度的滤过板。当射线穿过厚度不同的过滤板时,衰减程度不同。透过滤过板后的剂量之间的比值与射线的质(管电压)密切相关。用已知标准的管电压对该比值标定后保存在微处理器中,在实际测量时,便可由测得信号的比值反推出管电压。

1. 将 PMX-IR 型摄影管电压/时间计放置在床面上,调节 X 线管焦点到探测器顶面的距离为 50cm,并固定 X 线管。调节 X 线照射野,使照射野大于仪器顶面上所示的探头区。

2. 按下 PMX-IR 型摄影管电压/时间计 ON/OFF 开关,启动时进行自检,大约需 1s。自检结束后,显示实际程序的版本号,如 "P1.3",停留约 2s,然后测量内部偏移水平,在显示中的右下角出现字母 "C" 来表示。最后出现数字 "0",则仪器可以进行测量。

3. PMX-I/R 型摄影管电压/时间计可以在自动方式下或者在手动方式下测量。

4. 选择管电压和曝光剂量设置,进行曝光。

5. 读出显示中的结果,曝光后轮流显示管电压和曝光时间。曝光时间的前面有冒号,可以通过按管电压/曝光时间键轮流显示。

四、用 TDS-220 数字记忆示波器测量管电压

HF-50E 型高频摄影 X 线机的高压逆变频率 $f=25\text{kHz}$,供应高压逆变的直流电源为 $\pm740\text{V}$;灯丝逆变频率 $f=6\text{kHz}$,供应灯丝逆变的直流电源为 $\pm310\text{V}$。在高压控制板(HT 板)上,设计专用管电压(TP7-TP10 地)、管电流(TP5-TP10 地)测试点,此两点的电压数值表明了曝光期间所产生的管电压和管电流数值。

正常的比例关系:

TP7 点的电压,1V/33.3kV。

TP5 点的电压,1V/10mA(在 10~80mA 挡);1V/100mA(在 100~640mA 挡)。

可以用 TDS-220 记忆示波器在 X 线机曝光时,测量该点的电压幅度,再根据上述比例关系计算出 X 线机实际的管电压(kV)。

【思考题】

1. 用 NERO-6000B 测量单相全波整流 X 线机的管电压时,其高压波形为什么不连续?

2. 用 ALOC-201D 型高压测试仪,如何测量 X 线机的第一个峰值电压?

3. 试画出正常高频 X 线机和工频 X 线机的高压波形,并说明波形不同的原因。

(齐现英)

实验二十　F78-Ⅲ型300mA X线机的整机调试

【实验目的】

1. 掌握 X 线机的整机调试方法,并能处理调试中出现的常见故障。
2. 对 X 线机的一般故障应能正确地分析、检查、维修。

【实验器材】F78-Ⅲ型 300mA X 线机,MF-64 型万用表,NERO-6000B 型 X 线输出量测试仪,曝光量表,钳形电流表,XZ-1 型 X 线管转速仪,ZC25-3 型兆欧表,30W 的电烙铁及一般电工工具。

【实验原理】参见理论教材中 F78-Ⅲ型 X 线机整机电路。

【调试方法及步骤】

（一）X 线机空载调试

1. 通电之前的检查

（1）自耦变压器绳栓是否栓好,自耦变压器上的各导线是否接好,有无妨碍碳轮运行的情况。自耦变压器各调节碳轮动作是否灵活,有无噪声,碳轮在自耦变压器上运行时是否压紧。

（2）各接插件是否正确插接好,线头有无脱落或者靠近机壳。

（3）检查控制台各保险丝是否接触良好。

（4）控制台面板上指示仪表通电前是否指示在"0"位。

（5）各选择开关动作是否灵活,分挡指示是否清楚。

（6）自耦变压器绝缘电阻的测量:用 ZC25-3 型 500V 的 MΩ 表一端接自耦变压器抽头,另一端接地线(机器外壳),匀速摇动 MΩ 表手柄,使转速达到 120r/min,此时刻度盘上的读数,即为绝缘电阻值。

（7）旋转阳极刹车延时继电器 JC₆ 的延迟时间为 3~6s。

2. X 线机通电调试

（1）管电压预示检测:用万用表的交流挡接 JX2-1 和 JX2-4 检测这两点之间的电压,记录于表 20-1 中。

表 20-1　通电调试管电压预示检测表

管电压标称值/kV	管电流标称值/mA					
	小 25	小 50	小 100	大 100	大 200	大 300
50	124V	130V	138V	138V	159V	178V
60	149V	156V	167V	167V	188V	208V

续表

管电压标称值/kV	管电流标称值/mA					
	小25	小50	小100	大100	大200	大300
70	174V	182V	193V	193V	215V	238V
80	199V	207V	220V	220V	234V	269V
90	224V	233V	246V	246V	271V	299V
100	249V	258V	273V	273V	298V	
110	274V	284V		300V		
125	311V	322V		340V		

（2）管电流测量回路的检查：用万用表欧姆挡，表笔一端接JX2-6,JX2-8时,管电流表应有指示,手动使继电器JC1工作,管电流表指数增大。

（3）稳压电源输出测量：用万用表直流电压挡测CH14-2和CH14-6之间的电压,其读数应为（25±0.5）V。

（4）过载保护电路调整：动作电压应为：±0.5kV≤动作电压≤±3kV。将调整值记录于表20-2中。

（5）可控硅触发信号输出

1）CZ16-1,CZ17-1输出应为"+"。

表20-2　过载保护电路调整表

管电流/mA	时间/s	管电压预示/kV	调整值
小焦25	5	125	
小焦50	5	125	
小焦100	2	100	
	3	90	
大焦100	5	125	
大焦200	2	100	
	3	90	
大焦300	0.6	90	
	1.0	80	
大焦400	0.15	80	
	0.3	70	

2）曝光时 CZ16-1,CZ16-2;CZ17-1,CZ17-2 输出端的直流电压为 18~20V。

（6）可控硅保护电路:当 BG17、BG18 任何一只可控硅短路时,J5 继电器应得电工作。

（7）摄影和点片电压限位

1）摄影限位:低端,小焦点 25mA 挡应能调至 50kV。高端,大焦点 100mA 挡应能调至 125kV。

2）点片电压限位:低端,高压初级输出电压＿＿＿V。高端,高压初级输出电压＿＿＿V。

（8）透视电压限位:将透视高压初级调到 174V,把旋钮定位销松开,使其"▽"指在 70kV 刻度线上,此时将定位销紧住。再将旋钮旋至 45kV 刻度线上,固定低端限位,旋至 110kV 刻度线固定高端限位。

（9）空间电荷补偿变压器相位检查:按下手闸Ⅰ挡,调节摄影电压,当摄影电压升高时,灯丝电压应下降。

（10）蜂鸣器:按下通信联络蜂鸣器按钮,应有响声。

（11）电路通电试验及电压测量

1）电源电路:按下诊视床上的开机按钮 AN5 开机,电源接触器 JC0 得电工作。按下诊视床上的关机按钮 AN6,电源接触器 JC0 失电。

2）透视电路:按下 AN7,JC1 工作,透视应正常。

3）点片摄影电路:送片到位后,按下点片曝光手闸 K3,JC2 应得电工作。

4）普通摄影电路:按下 AN8 1.2s 后,松开,曝光程序正常。

5）滤线器摄影电路:曝光程序正常。

6）体层摄影电路:曝光程序正常。

7）点片电压调节:扳动点片电压调节开关,点片电压预示电压表指针应上升或下降。

8）电磁刹车电源测量:用万用表直流电压挡测量 JX11-11,JX11-12 之间的电压应为 25V。

（12）曝光时间测量与调整:将测量数值分别记录于表 20-3、表 20-4 中。

表 20-3　限时电路曝光时间测量表

标称时间值/s	实测时间/s			误差	标称时间值/s	实测时间/s			误差
	1	2	3			1	2	3	
0.02					0.60				
0.04					0.80				
0.06					1.00				
0.08					1.20				
0.10					1.50				
0.12					2.00				
0.15					2.50				
0.20					3.00				
0.25					3.50				
0.30					4.00				
0.40					5.00				
0.50									

注:如有偏差,改变 R53 或 R54 可调电位器的阻值进行校正。

表 20-4　限时保护电路曝光时间测量表（0.02~5.00s 的误差应≤±10%）

曝光时间段	0.02~0.10	0.25~0.3	0.40	0.5~0.6	0.8~2.0	2.5~5.0
限时保护时间	0.24	0.36	0.40	0.80	2.3	6.0
1						
2						
3						
平均值						

注：如有偏差，可通过改变 R407 可调电位器的阻值进行校正。

（13）高压发生器各端子电压的测量

1）曝光过程中（透视和摄影），高压初级 JX2-7、JX2-8 有电压输出。

2）灯丝初级：JX3-1 和 JX3-2 或 JX3-3 大小焦点切换正常，并有电压输出。

3）切换闸电源：JX3-5 和 JX3-7 或 JX3-9 电压为 240V。

4）旋转阳极启动电源

Ⅰ台：JX3-10 和 JX3-11 或 JX3-12 之间有交流 120V 电压。

Ⅱ台：JX3-10 和 JX3-13 或 JX3-14 之间有交流 120V 电压。

（二）X 线机负载调试

1. X 线管大小焦点切换观察　按下手闸Ⅰ挡，观察 X 线管大小焦点灯丝点燃及切换情况。

2. 观察旋转阳极 X 线管靶面、旋转阳极刹车情况。

3. X 线管旋转阳极的转速测量（XZ-1 型 X 线管转速仪）

Ⅰ台：应为 2 800r/min 左右，实测_____r/min。

Ⅱ台：应为 2 800r/min 左右，实测_____r/min。

4. X 线管的高压训练　机器通电后，将电源电压调至标准位，在 50kV，2mA 条件下，连续透视 2min，观察有无异常。如无异常，每次增加 5kV 透视，一直到最高标称管电压值。在进行 X 线管高压训练时，应注意间歇时间，以免损坏 X 线管。

5. 最大透视管电流的调整　在 70kV，最大透视管电流下透视，实测透视管电流为 4~5mA。灯丝变压器初级加热电压为_____V。

6. 电容电流的调整　在 70kV 时，电容电流为_____mA。

7. 摄影管电流的调整　按表 20-5 的条件调整测量，并记录于表 20-5 中。

表 20-5　摄影管电流调整表

台次	曝光条件	调整值/mA	灯丝初级电压/V
Ⅰ台	70kV、200mA		
Ⅱ台	70kV、25mA、0.8s		
	70kV、50mA、0.8s		
	70kV、100mA（小）、0.8s		
	70kV、100mA（大）、0.5s		
	70kV、200mA、0.5s		
	70kV、300mA、0.5s		

8. 空间电荷补偿的调整　对某一固定管电流挡,分别用高管电压和低管电压进行二次曝光,观察二次曝光的管电流差别,对于空间电荷补偿不好的管电流挡,应调整空间电荷补偿变压器 B_{10} 次级抽头的连接位置。

9. 自耦变压器负载电流的测量　普通摄影曝光时,设置 70kV、100mA、1.0s 摄影条件,用钳形电流表测量自耦变压器负载电流数值。

10. 调试中出现的问题及处理措施。

【思考题】

1. 试分析 F78-Ⅲ型 300mA X 线机在按下手闸时,机器不能正常曝光的原因。

2. 试分析 F78-Ⅲ型 300mA X 线机在按下按钮时,无 X 线产生的原因。

3. X 线机出现异常问题,检修机器故障的一般方法有哪些?

4. 分析 F78-Ⅲ型 300mA X 线机在按下手闸,并于 1.2s 后松开曝光时,出现曝光不止的原因?

(孙显松)

实验二十一　计算机体层成像设备的使用操作

【实验目的】

1. 了解计算机体层成像（CT）设备的基本结构；主要部件的功能和 CT 设备的主要技术参数。

2. 熟悉 CT 设备的基本操作程序和注意事项。

3. 掌握 CT 图像显示中窗宽、窗位的调节及基本图像处理软件的应用。

【实验器材】 CT 设备一台，随机附带的 CT 检查体模或符合国家药品监督管理局测试要求规定的检测体模。

【方法与步骤】

1. 按该型号 CT 设备的操作程序，通电开机。

2. 进行扫描登记。

（1）输入扫描登记信息。

（2）输入相应的扫描参数：管电压、管电流、时间、层厚、扫描区域和模式等。

3. 利用定位指示灯，将体模放入扫描域。

4. 扫描。

5. 进行图像显示和处理操作。

（1）窗宽、窗位的设置与调节。

（2）操作基本的图像处理功能，如 ROI 的应用，长度测量、面积计算、局部放大等。

6. 关机。

【思考题】

1. 在 CT 设备扫描前需输入哪些基本技术参数？它们对 CT 图像有何影响？

2. 如何设置窗位、窗宽，为什么调节窗位、窗宽能使图像满足临床诊断要求？对显示器屏幕上显示的图像，如何确定它的实际大小和性质？

（韩丰谈）

实验二十二 计算机体层成像设备布局与内部结构

【实验目的】

1. 通过实验对 CT 设备房间的设计、布局有更进一步的了解。

2. 熟悉 CT 设备扫描室的防护要求。

3. 了解 CT 设备对电源线、地线、信号线、控制线等的要求。

4. 了解 CT 设备的内部结构。

【实验器材】 CT 设备及房间。

【方法和步骤】

1. 详细观察 CT 设备室内各装置的分布,并画出其方框图。

2. 详细测量 CT 设备扫描室及控制室的尺寸,并画出 CT 设备的各装置的布局图,并对防护、电源、地线等做出详细的说明。

3. 指出 CT 设备现扫描室和控制室布局的合理和不合理处,并自行设计一个更合理的分布图。

4. 详细观察 CT 设备扫描架、扫描床和控制台内的主要构成。

【思考题】

1. 如 CT 设备安装在二楼以上,应特别注意什么问题?

2. 画出一台完整 CT 设备的构成框图。

3. 线槽内电缆线的正确分布是什么?

(韩丰谈)

实验二十三 计算机体层成像设备的操作实验

【实验目的】

1. 对 CT 设备有一个基本认识,了解 CT 设备的基本结构及其主要部件的功能。

2. 了解 CT 设备的基本操作程序和注意事项。

3. 了解 CT 设备的主要技术参数。掌握 CT 图像显示中窗宽、窗位的调节及基本图像处理软件的应用。

4. 加深对 CT 设备的工作原理的理解。

【实验器材】CT 设备一台,随机附带的 CT 检查体模或符合国家药品监督管理局测试要求规定的检测体模。

【方法及步骤】

1. 按该型号 CT 设备的操作程序,通电开机。

2. 进行扫描登记。

(1)输入扫描登记信息。

(2)输入相应的扫描参数:管电压、管电流、时间层厚、扫描区域和模式等。

3. 利用定位指示灯,将体模放入扫描域。

4. 扫描。

5. 进行图像显示和处理操作。

(1)窗宽、窗位的设置与调节。

(2)操作基本的图像处理功能,如 ROI 的应用,长度测量、面积计算、局部放大等。

6. 关机。

【思考题】

1. 在 CT 设备扫描前需输入哪些基本技术参数? 它们对 CT 图像有何影响?

2. 如何设置窗位、窗宽,为什么调节窗位、窗宽能使图像满足临床诊断要求? 对显示器屏幕上显示的图像,如何确定它的实际大小和性质?

(赵雁鸣)

实验二十四　参观医院磁共振成像设备

【实验目的】

1. 了解磁共振成像（MRI）设备的基本工作过程及其在医学临床中的作用与局限性。

2. 熟悉 MRI 设备的整体结构及磁屏蔽措施。

3. 初步了解 MRI 图像处理的基本功能。

4. 了解、认识永磁体的温度保障措施。

【方法及步骤】

1. 参观 MRI 科室，了解 MRI 设备的基本组成及科室在全院的位置、磁屏蔽的要求与具体措施。

2. 听取有关 MRI 设备一般情况介绍，包括机型比较、性能价格比、安装时间、工作任务及使用情况等。

3. 观察 MRI 过程。

4. 参观并了解磁性物质的禁忌措施。

5. 参观永磁体的恒温控制系统及了解日常保养措施。

【要求】

1. 聘请具有一定教学经验的科室医生或技师带教。

2. 在示教过程中，认真记录参数的改变对成像的影响与结果。

（姚旭峰）

实验二十五　超导磁共振成像设备构造识别及机房设计

【实验目的】

1. 掌握 MRI 设备的构造及工作原理。
2. 熟悉超导 MRI 设备的布局及机房设计要求。

【工作原理】

(一) MRI 设备的构造及工作原理

MRI 设备由磁体系统、梯度系统、射频系统、图像处理及计算机系统等组成,为确保 MRI 设备的正常运行,还需有磁屏蔽、射频屏蔽、冷水机组、空调及激光相机等附属设备。根据主磁场的产生方式,MRI 设备分为永磁型、常导型和超导型,超导型磁共振设备的结构及功能组件如图 25-1 所示。

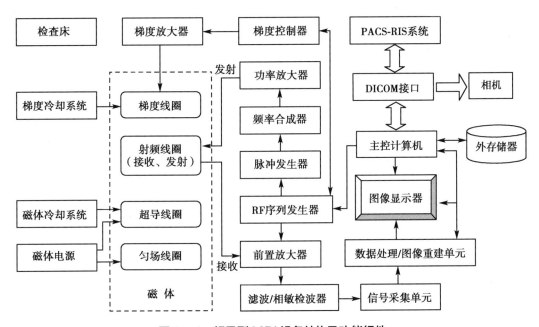

图 25-1　超导型 MRI 设备结构及功能组件

1. 磁体系统　磁体系统是 MRI 设备的重要组成部分,是产生均匀、稳定主磁场的硬件,其性能直接影响图像质量。超导磁体是在超导线圈内通上强电流,在其周围产生强磁场,超导线圈整体密封在高真空、超低温的液氦杜瓦容器中,工作温度为 4.2K。

超导磁体的结构复杂,由超导线圈、低温恒温容器、绝热层、磁体冷却系统、底座、输液管口、气体出口、紧急制动开关及电流引线等部分组成,如图 25-2 所示。

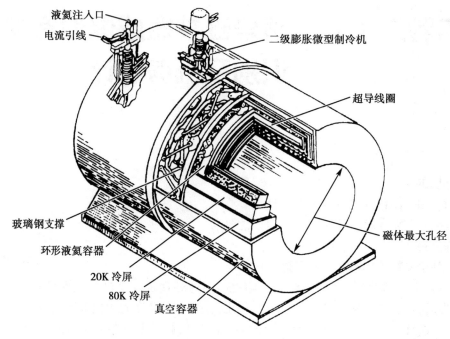

图 25-2　超导磁体的结构

2. 梯度系统　梯度系统为 MRI 提供满足特定需求、可快速切换的梯度场,主要作用包括:
①对磁共振(MR)信号进行空间编码;②梯度回波中的聚相、离相作用;③兼用于对主磁场非均匀性的校正。

梯度系统由梯度控制器、数模转换器、梯度功率放大器、梯度线圈和梯度冷却系统等部分组成,各部分的关系如图 25-3 所示。

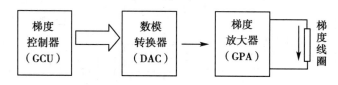

图 25-3　梯度子系统工作流程图

3. 射频系统　射频系统是 MRI 设备中实施射频激励并接收 MR 信号的功能单元,分为发射单元和接收单元两部分。

射频脉冲发射单元由脉冲控制器、脉冲序列发生器、脉冲生成器、射频振荡器、频率合成器、滤波放大器、波形调制器、脉冲功率放大器、发射终端匹配电路及射频发射线圈等组件构成,如图 25-4 所示。MR 信号接收单元由接收线圈、前置放大器、混频器、中频放大器、相敏检测器、低通滤波器、射频接收控制器等组件构成,如图 25-5 所示。

4. 计算机及图像重建系统　图像重建系统主要由 A/D 转换器和图像重建器组成,将接收的 MR 模拟信号经过 A/D 转换器变为数字信号,再经过预处理后得到 MR 原始数据,原始数据经重建后得到 MR 图像。

主控计算机系统由主控计算机、控制台、医用图像显示器、辅助信息显示器、图像硬拷贝输出设备、网络适配器及谱仪系统的接口部件等组成,如图 25-6 所示。

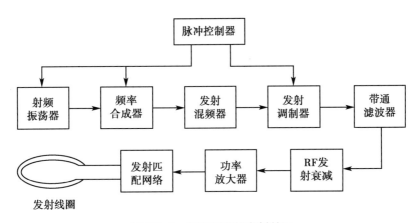

图 25-4　射频系统的发射单元

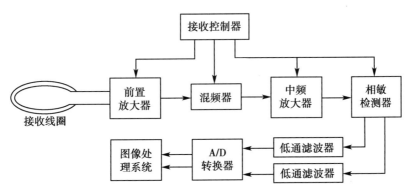

图 25-5　射频系统的接收单元

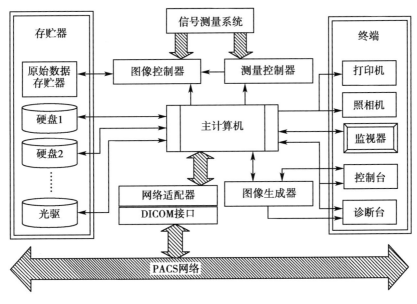

图 25-6　MRI 设备计算机及图像重建系统

5. 附属设备 MRI 设备的附属设备有磁屏蔽、射频屏蔽、空调、水冷机组、安全和监测系统等。

(二) 超导型 MRI 设备的布局及机房设计要求

MRI 设备场地必须保证设备运行中既不会发生外部干扰影响主磁场的均匀性、稳定性及系统的正常运行，又不会发生人员安全及磁敏感设备功能受磁场影响。磁场强度在特定区域超过 5Gs 限制时，需要设磁场警告标志。

MRI 设备的场地布局分为磁体间（放置磁体、检查床、各种接收线圈、各种测试水模、氧监控器及各种生理信号导联等）、设备间（放置射频系统柜、梯度系统柜、图像重建系统、氦压缩机、传导板、电源柜、恒温恒湿空调及水冷机的室内机组等）和操作间（放置磁体监测显示器、主控计算机、医用显示器、操作台及工作站等）。机房平面如图 25-7 所示。

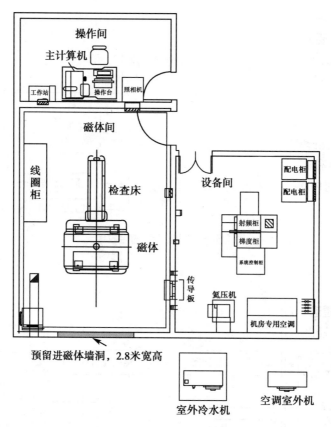

图 25-7 MRI 设备房间布局

1. 环境要求 MRI 设备磁体的强磁场与周围环境中的大型移动金属物体可产生相互影响，通常离磁体中心点一定距离内不得有电梯、汽车等大型运动金属物体，不同磁体具体限制不同。

2. 系统电源要求 MRI 设备电源均应采用符合国家规范的供电制式，按照设备所需的额定功率、频率、电压、电流要求配置专用电源，并预留一定功率余量。辅助设备与主系统用电分开，单独供电，以避免一些频繁启动的高压设备如马达、泵、压缩机等对磁体干扰。主机电源需要安装稳压电源，必要时配备 UPS。

磁体间内采用直流照明电灯,绝对禁止使用荧光灯和电子调光灯,以避免对射频的干扰,目前多以直流 LED 灯为主。

MRI 设备要求设置设备专用 PE 线(保护接地线),接地电阻小于 2Ω,地线到达 MRI 设备专用配电柜内,必须做好设备所在场所的等电位连接。多台 MRI 设备时,每台设备的 PE 线都需按照上述要求从接地母排单独引出至设备。

3. 射频屏蔽要求　磁体间需要安装射频屏蔽以阻止外界射频源的干扰,同时防止 MRI 设备的射频对外部环境干扰。屏蔽室包括屏蔽体(地面、顶、墙)、屏蔽门、屏蔽窗及传导板等,对 15~128MHz(不同 MRI 设备频率范围不同)内平面波衰减大于 90~100dB。

4. 磁体间承重　MRI 设备的磁体自重在几吨至十几吨,在建造设备机房时必须考虑磁体间地面具备充足的承重能力。

5. 温湿度及散热量　MRI 设备对工作环境的要求很高,机房温度过高导致设备出现故障。湿度过高,设备的电路板容易结露,可引起高压电路打火或造成设备的接地不好。通常机房温度、湿度的要求为:磁体间 15~22℃、30%~60%,设备间 18~24℃、45%~65%,操作间 15~30℃、30%~70%;不同设备之间存在差异,具体要求以厂家说明书为准。要求配备恒温恒湿专用空调,需安装送风及回风的风道系统且必须单独控制。

6. 通风及上下水　超导 MRI 设备失超时会在瞬间产生大量氦气,磁体间必须安装足够粗的失超管,由磁体上部的出气孔通向室外大气,长度不能太长,尽量减少直角转弯,且出气口必须避开人群聚集区域,失超管由非铁磁性金属(如不锈钢管等)制成,失超管需通过波导进入磁体间和磁体失超管口连接。另外磁体间要求安装紧急排风系统(排风量大于 34m³/min)。磁体间内不能有上下水管道,但需在设备间的水冷机组和机房专用空调附近设置上下水及地漏。

7. 设备噪声　MRI 设备运行会产生一定的噪声,机房的建造应符合当地的法规,磁体间装修要使用吸音材料,尽可能减少工作人员和受检者的不适。各场地最终噪声水平会因场地建筑结构、房间布局及附属设备等不同而改变。通常的噪声要求:磁体间小于 90dB,操作间小于 55dB,设备室小于 65dB。

8. 设备运输通道　MRI 设备的运输和吊装应谨慎对待并严格遵守设备要求,必须考虑设备的运输路径和路径的承重要求,以确保设备能顺利运抵安装现场。磁体是所有部件中体积及重量最大者,必须考虑门、走廊的高度及宽度,磁体间需预留 2.8m×2.8m 开口以供磁体进入,确保通向磁体间的通道平整、无障碍物,必要时需搭建平台。

【实验器材】超导 MRI 设备一台及附属设备,或 MRI 虚拟仿真实验系统。

【方法与步骤】

1. 观察 MRI 场地布局、设备组件和附属设备的分布等。

2. 观察磁体间,包括磁体、各种生理信号导联、检查床、各种接收线圈、各种测试水模、失超开关、失超管、传导板、氧监视器、摄像头、扬声器、观察窗和磁体间门的射频屏蔽等。

3. 打开磁体外壳,观察磁体的冷头、液氦输入口、磁体励磁及退磁引线接口等;打开传导板外壳,观察安装在射频屏蔽上的各种滤波器,观察所有进出磁体间的管线如直流照明线、氧气管、控制电线、风管进回风口等的连接。

4. 观察设备间,包括电源柜、RF 系统柜、梯度系统柜、图像重建系统、氦压缩机、恒温恒湿空调及水冷机的室内机组、传导板等。打开各控制柜,识别 RF 系统柜及梯度系统柜中的各组件。

5. 观察操作间,包括主控计算机、医用显示器、磁体监测显示器、操作台及工作站等。

6. 观察磁体间内外的各种安全标识,了解 MRI 设备场地的安全分区和 MRI 检查的禁忌。

【思考题】

1. 简述磁共振成像系统的组成。

2. 简述 MRI 设备的机房设计特点。

(姚旭峰)

实验二十六　磁共振成像设备的基本操作

【实验目的】

1. 掌握 MRI 设备的操作和安全规程。

2. 熟悉 MRI 设备的开关机步骤。

3. 了解 MRI 设备的日常保养与维护项目。

【操作规程、安全规程、维护及保养】

（一）MRI 设备操作规程

1. MRI 设备操作人员必须经过岗位技术培训，持证上岗。掌握操作规程和必要的维护保养知识，考核合格后方能上岗操作。

2. 开机前，首先检查机房的温度、湿度、液氦液位、磁体压力、冷头、水、电和管线等附属设施，必须符合 MRI 设备的使用要求。

3. 操作人员必须按程序进行开机和关机，并掌握紧急停止开关的使用。MRI 必须按检查要求进行参数设计和扫描操作，严格操作规范，确保设备和受检者人身安全。

4. MRI 设备必须定期进行校正和测试，保证良好的运行状态。

5. MRI 设备属强磁场设备，受检者及陪人必须经操作人员的授权方可进入磁体间。

6. MRI 设备发生故障应停止使用，记录故障信息，并及时报告设备管理人员进行检修。

7. 随机保管《仪器设备使用管理登记本》，由操作人员负责登记并签名。做好每天交接班工作记录，并互相签字。

（二）磁体间安全规程

1. 检查前，要求受检者及陪人取下随身携带或穿戴的金属物品，方可进入磁体间。

2. 严禁体内有电子装置（心脏起搏器、生物刺激器等）的受检者随意进入磁体间。

3. 体内植入或留有金属异物（如金属支架、人工假体、金属内固定物等）的受检者，需向工作人员说明，经审查同意后可进入磁体间。

4. 严禁铁磁性金属物体（如氧气瓶、除湿器、紫外线灯、推床、轮椅及其他磁性金属设备）进入磁体间；如有金属物体吸入磁体，立刻通知相关人员进行处理。

5. 发生磁体失超，立即疏散所有人员到安全区域，并立刻通知相关人员进行处理。

（三）MRI 设备维护及保养

1. 每日开机后查看设备的运行状态（包括冷头、UPS、空调、冷水机组、各种紧急开关），发现故障及时处理；查看并记录液氦液位、磁体压力，如果液位或压力超出设备要求，及时通知相关厂家；查看机房环境（特别是磁体检查孔），及时清理各种异物；检查各种线圈及辅助装置。

2. 每周彻底清洁磁体间一次（包括磁体内、检查床、高压注射器及各种线圈等），进行 MRI 设备的重启整理。

3. 每季度清洗并更换所有空调过滤器。

4. 每季度对 MRI 设备进行定期保养(保养内容依照不同厂家规范包括清洁及调试等),协助厂家工程师进行设备深入保养。

5. 做好 MRI 设备故障及维修记录,完善设备的技术档案。

6. 做好质量控制和质量保证工作。

【实验器材】MRI 设备一台;或 MRI 虚拟仿真实验系统。

【方法与步骤】不同厂家 MRI 设备的开/关机步骤及操作流程略有差异。

1. 开机 开机前,首先检查机房的温湿度、氦压及液位、冷头声音、冷水机流量、初级水冷温度等运行参数,以及水、电和管线等附属设施的运行状态。符合 MRI 设备的运行要求,开合 MRI 设备电源总开关。

2. 扫描准备 严格按照安全规程对进入磁体间的受检者及陪人进行安全筛查,符合要求方可进入磁体间;对使用镇静剂的受检者或婴幼儿扫描过程中应有家属陪同。受检者摆位及信息录入。

3. 扫描 选择相应成像部位的扫描序列,按照扫描规范进行扫描;应根据受检者具体情况对成像参数进行调整,满足检查要求。扫描完成后请受检者离开磁体间,出床过程中注意受检者人身安全。

4. 图像处理 对血管、胰胆管、扩散成像、波谱成像、3D 成像及特殊成像等进行后处理,并根据要求打印胶片及传输图像。

5. 关机 退出所有应用软件后,关闭主控计算机,断开 MRI 设备总电源开关。

【思考题】

1. 简述 MRI 设备操作规程。

2. 简述 MRI 设备磁体间安全规程。

(彭康强)

实验二十七　磁共振成像设备性能参数检测

【实验目的】

1. 掌握 MRI 设备相关性能参数的检测。
2. 熟悉性能体模的基本构造和物理原理。

【工作原理】

体模实验室 Magphan SMR 170 体模(简称体模)专用于 MRI 设备的性能评价,符合中华人民共和国卫生行业标准《医用磁共振成像(MRI)设备影像质量检测与评价规范》(WS/T 263—2006)要求,可以检测信噪比、图像均匀性、纵横比、空间线性、空间分辨力、低对比度分辨力、层厚等多种性能参数。

体模的结构主要有:①桶盖,有两个溶液注入口,含 4 个支持柱、2 个螺帽塞;②圆筒,外径 20cm、内径 19cm 的亚克力透明圆筒,底面有 4 个支持柱;③支撑盘,由可固定立方体模块的两个盘片组成,盘面有多个直径为 3mm、空间分布上可组成四种边长分别为 20mm、80mm、100mm、120mm 正方形的小孔,用于检测空间线性;④立方体模块,置于圆筒内,由 6 块 10mm×10mm 的测试板组成,每块测试板上有 4 条斜置带,斜置带厚度 2mm、宽度 10mm,与模块横断面成 14°角;⑤小瓶,固定在立方体模块上面测试板上,有 4 个圆柱形小瓶,用于测量不同样品的 T_1 和 T_2;⑥空间分辨力测试卡,含有 11 组分辨力为 1~11lp/cm 的线对组:第 1~3 组有 3 个线对,第 4 组有 4 个线对,第 5~11 组有 5 个线对,分辨力由小到大为 0.45mm 至 5mm;⑦低对比度分辨力盘,固定在立方体模块下面测试板上,含四组圆柱形孔洞,孔洞深度分别为 0.5mm、0.75mm、1.0mm 和 2.0mm,每组均由直径为 4mm、6mm 和 10mm 的三个孔洞组成。

性能检测时将体模分为五个扫描层,分别是:①弛豫测试层,用于测量样品的 T_1 和 T_2;②层厚测试层,用于测量层厚以及信噪比、图像均匀性、纵横比;③支撑盘层,用于测量空间线性;④空间分辨力测试层,用于测量空间分辨力;⑤低对比度分辨力测试层,用于测量低对比度分辨力。

MRI 性能检测项目与要求见表 27-1。

表 27-1　MRI 性能检测项目与要求

检测项目		检测条件	指标要求	
			验收检测	状态检测
信噪比	场强≥1.5T	20cm≤FOV≤26cm 两次平均	参照出厂标准	≥100
	0.5T≤场强<1.5T			≥80
	场强<0.5T			≥60
主磁场中心强度			参照出厂标准	≤±5%

续表

检测项目		检测条件	指标要求	
			验收检测	状态检测
主磁场均匀性 *		50cm DSV	参照出厂标准	≤±10ppm
图像均匀度		20cm≤FOV≤26cm	≥95%	≥80%
图像信噪比均匀度		20cm≤FOV≤26cm	≥90%	≥80%
成像线性度（几何畸变）	频率编码方向	20cm≤FOV≤26cm	≤±2%	≤±5%
	相位编码方向			
层厚		>5mm	参照出厂标准	≤±15%
层间隙 *		层厚>5mm	参照出厂标准	≤±15%
空间分辨力		20cm≤FOV≤26cm 矩阵 256×256	≥5lp/cm	≥4lp/cm
低对比度灵敏度 靶径/深度（mm）		20cm≤FOV≤26cm 重复三次	≤4mm/0.5mm	≤6mm/0.5mm
相位编码伪影		20cm≤FOV≤26cm	≤5%	≤10%

注：①此状态检测标准是头线圈的检测标准；②体模配液为 $CuSO_4$ 溶液，浓度为 4mmol；③* 仅在验收检测时检测，在状态检测时为参考项。

【实验器材】MRI 设备，MRI 性能检测体模（如 Magphan SMR 170）；或 MRI 虚拟仿真实验系统。

【方法与步骤】

1. 记录基本信息

（1）设备基本信息：被检测设备型号，生产厂家，出厂编号，生产日期，启用日期，检测日期等。

（2）扫描环境信息：磁体间温度、湿度，磁体压力，液氦液位，梯度水冷、氦压缩机、水冷机的温度，观察扫描环境是否稳定，是否满足扫描条件，是否对性能参数的检测存在影响。

2. 体模摆放与扫描

（1）体模摆放：选择头部线圈，将体模置于检查床头部线圈内，体模摆放确保水平并位于磁体中心。打开激光定位灯，使激光定位灯指示红色定位线与体模中心定位标记重叠，若不能重叠，需调整体模位置，调整完毕，按下"复位"键，并进床。

（2）扫描定位像：新建一个检查条目，选择头部扫描序列进行定位像扫描，扫描后可获得体模中心三个方位的图像，分别为冠状面、矢状面和横断面。

（3）设置扫描条件与扫描层面

1）扫描层面设置：在矢状面上放置五条扫描线。第一条放置于图像中部下方缺口处，并确保两边缺口对齐。另四条扫描线需与第一条保持平行，分别置于图像中部和中部上方插件处，具体位置如图 27-1 所示。

2）扫描条件设置：通常选择 T_1 SE 序列扫描，具体参数为：TR/TE 为 500ms/30ms、接收带宽 rBW=20.48kHz

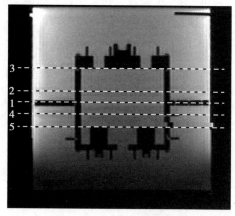

图 27-1　五条定位线图

或 156Hz/pixel、FOV 25cm、层厚 10mm、扫描矩阵 512×512、NEX 为 1,不使用并行采集技术、失真校准和强度校正等内部校正技术。

扫描完成,可获得五幅图像,分别为 SNR、均匀度、层厚及纵横比测量图像,空间线性测量图像,空间分辨力测量图像,低对比度分辨力测量图像,样品的 T_1 和 T_2 测量图像。

3. 各性能参数的检测

(1)信噪比(SNR):选取第一幅图像,如图 27-2 所示,对图像中心信号区域进行测量,ROI 须覆盖图像均匀区 75%~80% 的区域(300mm²),获得信号平均值 S,噪声测量取体模周围无伪影背景区域进行测量,通常取四个角背景区域,ROI 大小为 100mm²,获得背景区域信号强度的标准偏差 SD。通过以下公式计算图像 SNR:

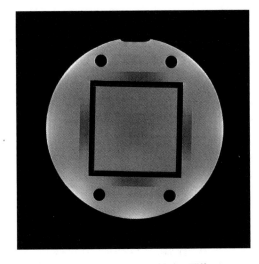

图 27-2　SNR 的测量图像

$$SNR = \frac{S}{SD}$$

式中,S 为图像中心平均信号强度;SD 是背景噪声标准差的平均值。

(2)图像均匀度:在第一幅图像中央方框内的区域进行测量,放置九个大小为 100mm² 的 ROI,按九宫格形式排列,分别测量获得 S 值,通过以下公式计算图像均匀度:

$$U = \left(1 - \frac{S_{max} - S_{min}}{S_{max} + S_{min}}\right) \times 100\%$$

式中,S_{max} 为测量信号值中的最大值;S_{min} 为测量信号值中的最小值。

(3)层厚:将第一幅图像的窗宽调至最小,将窗位调至斜线消失,如图 27-3(a)所示,记

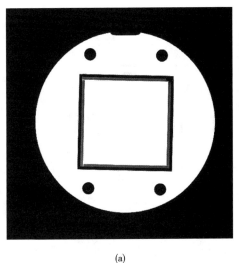

(a)

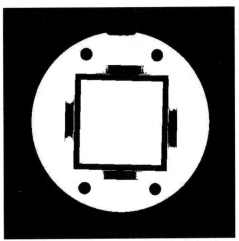

(b)

图 27-3　层厚的测量图像

录窗位值为 WL_1。在周围背景区放置一个大小为 $100mm^2$ 的 ROI,信号强度的平均值记录为 S。将窗位值调整为(WL_1+S)/2。测量四条斜线的宽度分别为 X_1、X_2 和 Y_1、Y_2,如图 27-3(b)所示。

取 X_1、X_2、Y_1、Y_2 四个测量值的平均值,即下式中的 L,倾斜板角度为 θ,则测得横断面的扫描层厚 d 通过以下公式得出:

$$d = \tan\theta \times L$$

(4)空间线性:选取第二幅图像进行空间线性测量,调整窗宽位至适宜清晰度,如图 27-4 所示。应用计算机测距软件功能,分别测量图像上组成不同边长正方形的小孔间的距离。根据测量结果,通过以下公式计算空间线性:

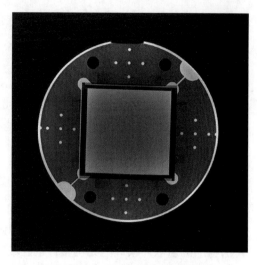

图 27-4 空间线性的测量图像

$$GD = \frac{D_{真} - D_{测}}{D_{真}} \times 100\%$$

式中,GD 为影像几何畸变率(空间线性),单位为 %;$D_{真}$ 为模体的相应实际距离,单位为 mm;$D_{测}$ 为影像上测量的距离,单位为 mm;GD 值最大者即为 MRI 系统的空间线性。

(5)空间分辨力:选取第三幅图像,调整窗宽至最小,调整窗位并同时观察图像中的线对,调至能分辨出相邻线对距离最小的一组时,为 MRI 系统的空间分辨力,如图 27-5 所示。

(6)低对比度分辨力:选取第四幅图像,将窗宽和窗位调至合适的位置,分辨出直径最小、深度最浅的圆孔,即为 MRI 系统的低对比分辨力(mm/mm),如图 27-6 所示。

(7)纵横比:选取第一幅图像,调节窗宽至最小,调节窗位至最佳后,分别测量模体扫描图像中最大的圆截面纵向直径与横向直径,如图 27-7 所示。通过以下公式计算纵横比:

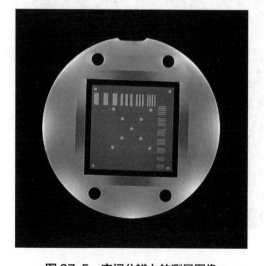

图 27-5 空间分辨力的测量图像

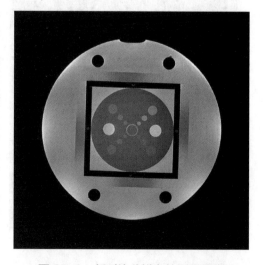

图 27-6 低对比分辨力的测量图像

$$H = \frac{L_Z}{L_H} \times 100\%$$

式中,H 为纵横比,单位 %;L_Z 为圆截面图像的纵向示值,单位 mm;L_H 为圆截面图像的横向示值,单位 mm。

【思考题】

1. 简述 MRI 性能检测的临床意义。
2. 简述信噪比的测试过程。

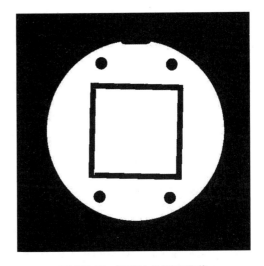

图 27-7　纵横比的测量图像

（殷志杰）

实验二十八 磁共振成像设备日常维护保养

【实验目的】

1. 掌握 MRI 设备日常维护保养的项目。
2. 理解 MRI 设备日常维护保养的意义。

【工作原理】MRI 设备的日常维护保养是保证设备处于良好状态,减少故障的重要手段。MRI 设备经过一段时间的运行,机械部件需要润滑和调整,电气元件性能漂移需要检查和校正,损耗部件需要及时更换。MRI 设备属于精密设备,正确的维护方法和及时的保养措施对于充分发挥设备性能、减少故障发生和保证设备正常运行是不可或缺的。

【实验器材】Avanto MRI 设备 1 台,毛刷,吸尘器,常用工具等;或 MRI 虚拟仿真实验系统。

【方法与步骤】

1. 检查空调系统

（1）查看空调运行日志有无报错,发现报错及时处理。

（2）清洁空调室内机过滤网,清洗空调室外机散热片。

（3）检查空调压缩机压力,确定压缩机制冷剂是否泄漏。

2. 检查水冷系统

（1）查看水冷机运行日志有无报错,发现报错及时处理。

（2）清洗水冷机室外机散热片。

（3）检查水冷机压缩机压力,确定压缩机制冷剂是否泄漏。

3. 检查磁体间

（1）检查并清理磁体孔内和检查床下是否有硬币和发卡等金属物品。

（2）检查并清理磁体孔内和检查床上的对比剂。

（3）及时更换坏的照明灯泡,防止干扰图像。

（4）检查屏蔽门弹簧片,有破损的应及时更换。

4. 查看错误信息 当系统出现错误时,显示器操作界面下方会出现红色标记,如图 28-1 所示。

点击该标记显示系统错误信息,如图 28-2 所示。点击"OK",部分错误信息被清除。

5. 查看 MRI 系统状态 点击操作界面上方菜单栏中的"System",选择"Control"进入系统管理界面,如图 28-3 所示。

（1）点击"Host"查看应用程序的运行状态。

（2）点击"Image Reconstr.Syst"查看图像重建系统的运行状态。

（3）点击"MR Scanner"查看扫描仪硬件系统运行状态。特别应注意记录液氦水平。

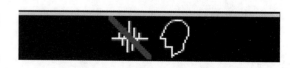

图 28-1 操作界面警告标记

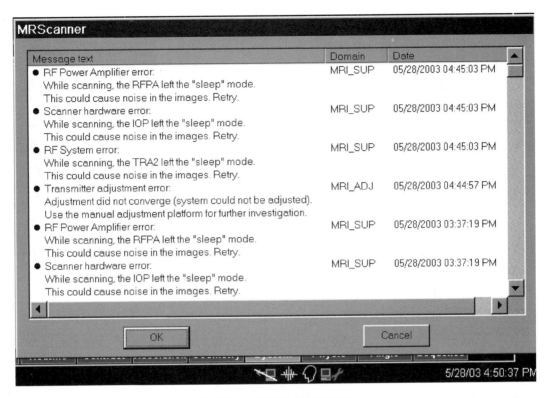

图 28-2　错误信息记录界面

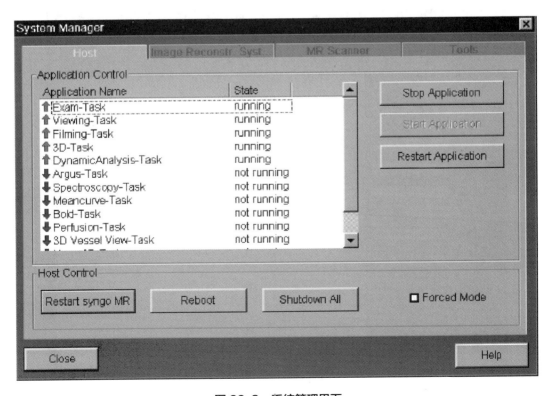

图 28-3　系统管理界面

6. 查看系统日志 点击操作界面上方菜单栏中的"Options",如图 28-4 所示;选择"Event Log"进入系统日志显示界面,如图 28-5 所示。

7. 检查氦压缩机 当氦压缩机不运转时,在"service display"中会显示相应的错误信息,为排除故障提供帮助。观察氦压缩机压力表,如图 28-6 所示,可查看氦压缩机压力:动态压力应为 21~22bar,静态压力应为 15~16bar。

8. 水冷系统补水 如果水冷柜内进出水压表指示水压过低,或操作界面有次级水压低的警告信息,需及时补水。

(1)关闭氦压缩机,将氦压缩机开关拨到关的位置,如图 28-6 所示。

(2)关闭水冷却柜的电源,如图 28-7 所示。

(3)用水管连接设备间内预留的加水口,先让水管充满水,再接到水冷柜内的水泵加水口。用水管盖帽背面把水泵接头处的开关打开(拧到和水管平行),如图 28-8 所示。

(4)加水至进水表显示 1.3~1.8bar,关闭进水开关(拧到和水管垂直),再关闭设备间内预留的加水口开关。

(5)F102 开关推到开的位置。等几分钟,水泵会开始运转,再等几分钟,看进水和出水压力是否稳定在正常范围内。如水压还低,需重复步骤(2)~(5)再补水。水压正常,如图 28-9 所示,就可以拆走水管并打开氦压缩机。

图 28-4 系统日志选择界面

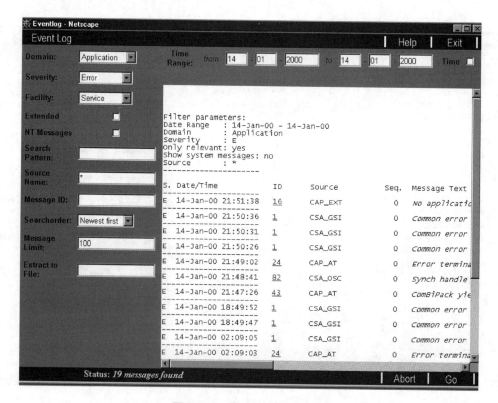

图 28-5 系统日志显示界面

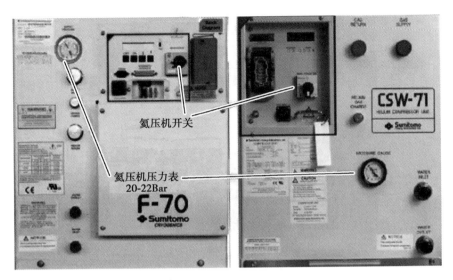

图 28-6　氦压缩机开关和压力表

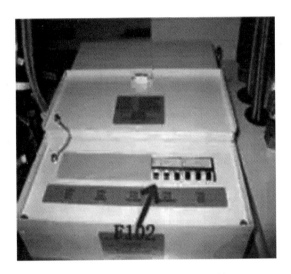

图 28-7　水冷却柜的电源开关

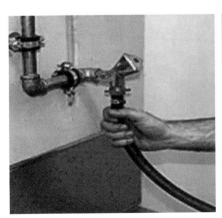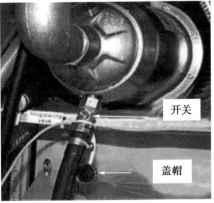

图 28-8　水冷却柜加水

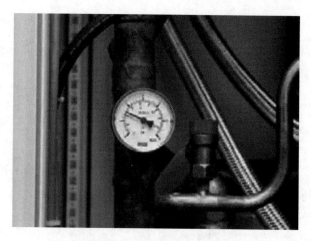

图 28-9　水冷却柜水压表

【思考题】

1. 简述 MRI 设备日常维护保养的重要性。
2. 简述查看磁体液氦量的过程。

（殷志杰）

实验二十九　磁共振成像的手动调节

【实验目的】掌握 MRI 的手动调节方法。

【工作原理】MRI 设备支持主控计算机手动调节：①可进行中心频率检查,确定射频发射接收通道是否出现故障或磁场破坏；②检查发射线圈,确定线圈是否出现故障；③微调磁场,确定磁场均匀性。通过手动调节检查,保证 MRI 设备性能稳定,减少故障发生。

【实验器材】Avanto 1.5T MRI 设备 1 台。

【方法与步骤】

1. 登记受检者信息　在受检者信息录入界面,输入受检者身份信息、体重和身高等形态信息,如图 29-1、图 29-2 所示。

2. 选择扫描序列　选择任意一个非定位像扫描序列,如图 29-3 所示。

在扫描参数卡的 "System" 中选择适当的线圈,如图 29-4 所示。

3. 选择调节界面　点击操作界面上方菜单栏中的 "Options",选择 "Adjustments" 进入调节选择界面,如图 29-5 所示。

4. 进行频率调节　点击 "Frequency" 进入中心频率调节界面,如图 29-6 所示。

点击数次 "Go"(大约 3 次),可看到类似图 29-6 所示的单尖峰,幅度值应为万级以上；在数值表中最后一栏出现 "Y" 的标志,则调节成功。点击 "Tune" 查看手动调节结果,如图 29-7 所示。若幅度值过低,则射频发射接收通道可能出现故障,或磁场被破坏。

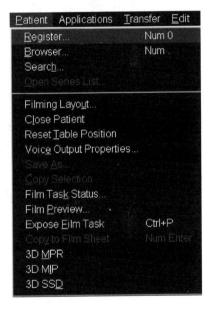

图 29-1　受检者信息录入选择界面

5. 进行发射线圈调节　点击 "Transmitter" 进入发射线圈调节界面,如图 29-8 所示。

点击数次 "Go",当 "Angle" 项出现 180° 时, "Amp" 项应在 200V 左右。即为使磁化矢量发生 180° 翻转,可变电容的电压值应在 200V 左右。该值偏小表示发射线圈比较好；该值偏大(如达 400V),则有故障。

6. 进行磁场微调　点击 "3D shim" 进入磁场微调界面,如图 29-9 所示。

点击 "Measure",出现磁场测试结果图像；点击 "Calculate" 进行磁场微调；重复以上两个步骤数次后,图像上的黑白条纹逐渐减少。黑白条纹越少,场均匀性越好。

7. 进行主动匀场　点击 "Interactive shim" 进入主动匀场界面,如图 29-10 所示。

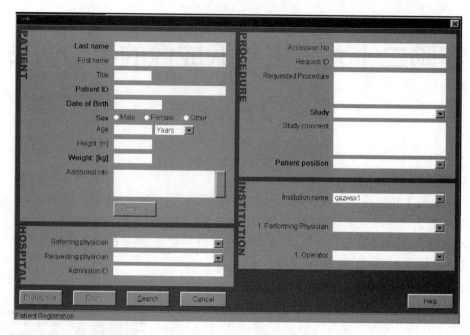

图29-2　受检者信息录入界面

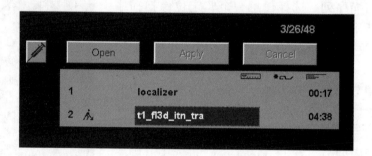

图29-3　扫描序列选择界面

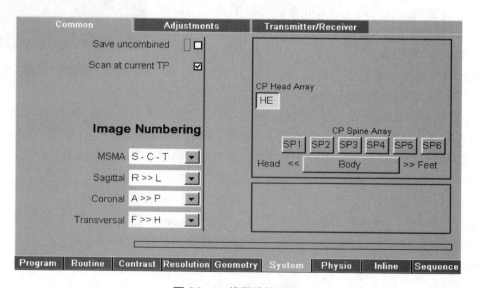

图29-4　线圈选择界面

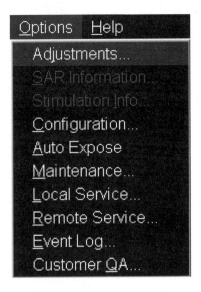

图 29-5　调节选择界面

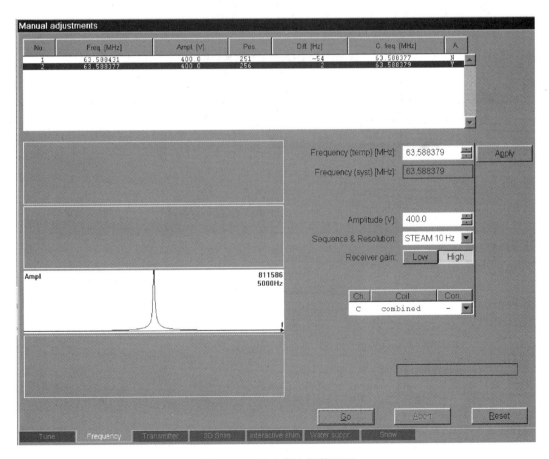

图 29-6　中心频率调节界面

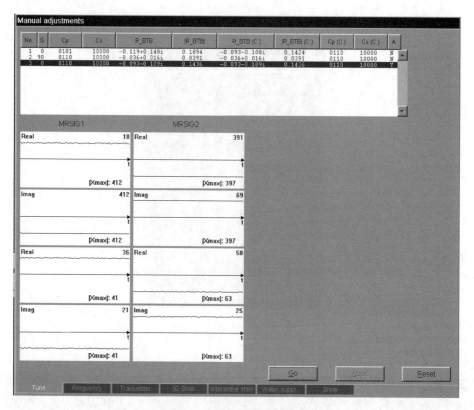

图 29-7　中心频率调节结果界面

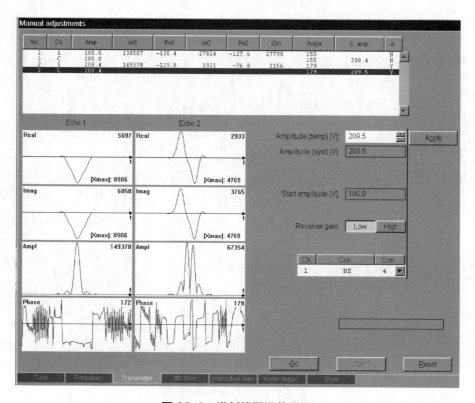

图 29-8　发射线圈调节界面

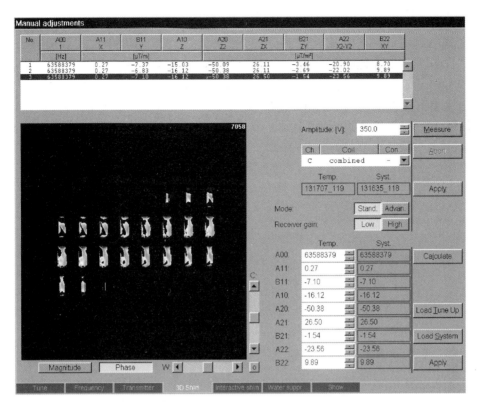

图 29-9　磁场微调界面

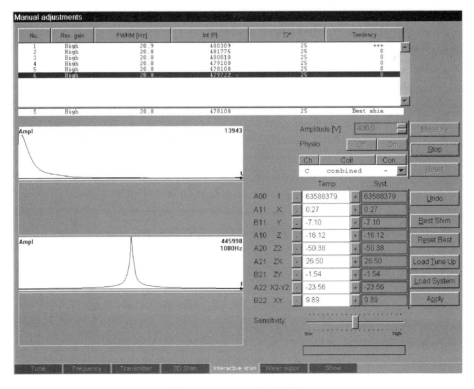

图 29-10　主动匀场界面

　　改变"A00""A11""B11""A10"的数值,观察"FWHM"项和"Int|P|"项的数值变化。FWHM 值越小越好,Int|P|值越大越好,中心频率波形应呈单尖峰状。数值调好后,点击"Apply"。点击"Stop"结束调节。

【思考题】

1. 简述 MRI 设备手动调节的重要性。
2. 简述 MRI 设备手动调节的方法。

(殷志杰)

实验三十　超声仪器的基本调试

【实验目的】掌握超声仪器的基本调试,判断超声仪器的基本性能。

【实验器材】B超或彩超、标准体模(或采用健康成人的肝脏软组织作为正常回声测试模型)。

【方法与步骤】

1. 监视器调试

(1)黑白监视器调试:黑白监视器的调节主要包括亮度和对比度的调节。对于一些老式的监视器还有帧频、行频、垂直幅度、水平宽度等调节。

调节监视器时应利用仪器所提供的灰度标尺(简称灰标)作为参照物。在灰标中,从白到黑根据不同仪器的设计,将灰度分为不同的灰阶。调节时应先调亮度,使灰标中最高的一级白色灰阶呈现适当亮度,以不刺眼为宜,同时最低的一级灰阶也能显示。整个屏幕底色灰暗,且屏幕上的文字亮度适中。然后调节对比度,使灰标中至少16级灰阶清晰可辨。

(2)彩色监视器调试:彩色监视器的调试是在黑白的基础上加上色饱和度和色调的调节。调节的参照物为屏幕边上的彩色标尺。调节时,先将彩色调到零,然后按上述的顺序调节亮度和对比度。调好后,再上彩色。先调色饱和度,为使血管彩色鲜艳,应选择高饱和度。然后选择色调,对彩色多普勒和彩阶图,以暖色调为宜。

2. 正常灵敏度调试
灵敏度是表示超声装置检出和显示界面反射的能力。超声图像使用其中的 512×512 像素单元,其余的像素单元用于显示灰标、尺度、体表符号和文字注释等。

(1)总增益调节:具体调试时,首先将监视器按照上述方法调试好,然后将灰标等分为五段,取中间一段的亮度作为调试参照。有后处理的仪器,将后处理置于线性状态。在监视器上显示健康成人的肝脏断面图像,一般采用肋下斜切图像,调节总增益,使图像中程(4~7cm处)的肝脏软组织回声亮度与灰标中段的亮度一致。总增益的作用是调节超声仪器对接收信号的放大倍数,即决定接收的信号用什么灰阶来显示。

(2)深度增益补偿(DGC)调节:老式和便携式超声仪器多采用分区调节方式(斜率控制型),提供近程抑制旋钮和远程补偿旋钮。调节时先调近程抑制旋钮,范围0~40dB,使肝脏软组织的近程(0~4cm)回声亮度与中程接近。再调节远程补偿旋钮,范围0~6dB/cm,使肝脏软组织的远程(5~10cm)回声亮度也与中程接近,从而使整个肝脏回声均匀一致。

目前各种超声仪器都采用分段调节方式(距离控制型),一般设置8~10个滑动电位器,每个控制一段距离的增益,电位器的中点以向左为抑制,向右为增加。调节时将控制中程(4~7cm)的几个电位器置于0,将控制近程的几个电位器从中向上逐渐向左滑动,将控制远程的几个电位器从中向下逐渐向右滑动,同样使整个肝脏回声均匀一致。

根据以上的调节,肝脏软组织的回声即为中等回声。彩色多普勒超声的二维灰阶超声增益调节同上。

3. 动态范围调节 动态范围是指超声仪器能够显示的从最低到最高回声信号的范围,一般为 30~70dB。超过或低于这个范围的回声信号则被删除。动态范围应根据不同的观察目标进行选择,合适的动态范围调节是保证脏器内部的低回声信息充分显示,又使边缘高回声清晰显示。参考值为:较瘦的人或小器官用 55~60dB,一般性扫描用 48~51dB,较胖或扫描困难的病人用 45dB 或更低。

4. 后处理选择 目前中挡以上超声仪器均有后处理选择,常用的有像素亮度后处理、时间后处理或空间后处理等技术,对已建图像回声信号亮度进行再加强或再抑制,并作噪声抑制、平滑和边缘加强等处理。

各种旋钮调节时用力要轻巧均衡,要保护好探头。

(陈建方)

实验三十一 全数字 B 型超声诊断仪 基本设置和操作

【**实验目的**】通过实验使学生能熟练地进行全数字 B 型超声诊断仪基本设置和操作;熟悉和掌握全数字 B 型超声仪探头参数、回波处理参数、图像显示、处理参数、扫描速度等参数的意义和设置调节。

【**工作原理**】典型全数字 B 型超声诊断仪(DP-3300)外观介绍。

(1)主机各部件名称:如图 31-1 所示。

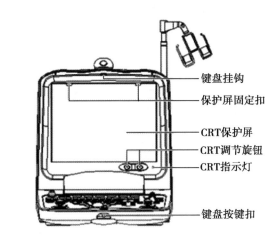

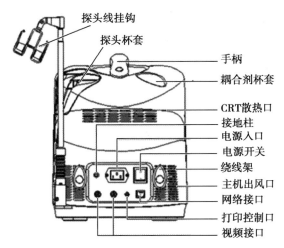

图 31-1 全数字 B 型超声诊断仪(DP-3300)外观图

（2）控制面板：如图 31-2 所示，按键名称及其功能见表 31-1。

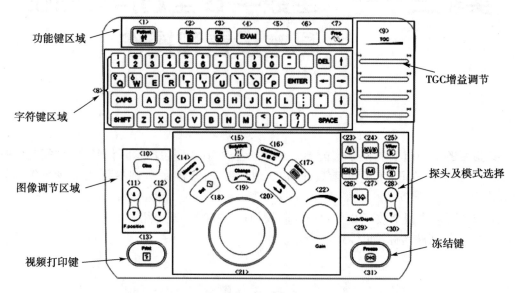

功能键区域

TGC增益调节

字符键区域

图像调节区域

探头及模式选择

视频打印键

冻结键

图 31-2 全数字 B 型超声诊断仪（DP-3300）控制面板图

表 31-1 按键名称及其功能

序号	按键名称		功能
	英文名称	中文名称	
<1>	Patient	新病人	删除存储器中前一位病人的数据，准备检查新患者
<2>	Info.	病人资料	病人信息界面显示
<3>	File	文件	保存或加载文档系统
<4>	EXAM	检查模式	通过菜单选择检查模式：腹部、妇科、产科、儿科
<5>	Blank key1	空白键 1	预留键
<6>	Blank key2	空白键 2	切换探头（在配置了 2 个探头接口的情况下）
<7>	Freq	变频	切换探头发射频率
<8>	Character & number keys	字符数字键	输入字符和符号 SHIFT+ 字母或数字，可输入同一个键的上排符号。按下 CAPS 键，可输入对应字母的大写字母
<9>	TGC	TGC 调节	根据距体表深度调整超声回波接收灵敏度
<10>	Cine	电影同放	进入，退出手动电影同放模式
<11>	F.position	焦点位置	调节焦点位置
<12>	IP	图像处理	调节图像处理参数
<13>	Print	打印	视频打印
<14>	Measure	测量	进入测量模式
<15>	body mark	体位图	进入体位图选取、插入模式
<16>	Comment	注释	进入注释模式
<17>	Menu	菜单	根据系统状态显示或关闭菜单

续表

序号	按键名称		功能
	英文名称	中文名称	
<18>	Set	确定	确定选项,确定注释、测量的光标位置等
<19>	Change	切换	在测量中切换标尺的活动端和固定端、打开注释用语库等
<20>	Back	回退	返回上一步操作
<21>	Track ball	轨迹球	调节光标位置
<22>	Gain	增益	调节图像的增益
<23>	B	B 模式	进入 B 模式显示
<24>	B+B	双 B 模式	进入双 B 模式显示
<25>	VRev	垂直翻转	垂直翻转图像
<26>	M+B	M/B 模式	进入 M/B 模式显示
<27>	M	M 模式	进入 M 模式显示
<28>	HRev	水平翻转	水平翻转图像
<29>	Zoom/Depth switch	放大/深度	切换其右侧的船形按键为放大状态或深度调节状态
<30>	Ship-like key	船形按键	调节图像的放大倍数或深度
<31>	Freeze	冻结	冻结和解冻图像。如果图像冻结,声功率输出就停止

（3）图像模式：如图 31-3 所示。

（4）基本界面：如图 31-4 所示,显示区域内容见表 31-2。

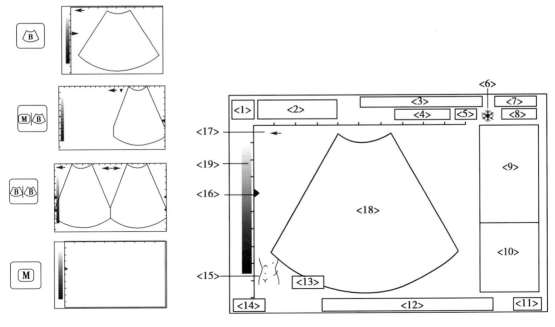

图 31-3　图像模式示意图

图 31-4　基本显示界面示意图

表 31-2　显示区域内容说明

序号	显示内容说明
<1>	制造商商标
<2>	预置的医院名称,患者姓名和 ID 显示区域。
<3>	当前图像参数增益 BG/MG,声功率 AP,BIP/MIP,帧率 FR
<4>	探头型号
<5>	当前探头使用频率显示
<6>	冻结标志(当图像冻结时,该标志出现)
<7>	系统当前日期
<8>	系统当前时间
<9>	菜单显示区域
<10>	测量或计算结果显示区域
<11>	输入法显示
<12>	操作信息提示
<13>	当前图像深度显示
<14>	当前检查模式显示
<15>	体位图标示
<16>	焦点标志(可通过焦点标志了解焦点位置和计算焦点个数)
<17>	左侧的第一条扫描线对应探头的起始扫描位置标志
<18>	超声图像区域
<19>	超声图像灰阶标尺

（5）屏幕参数缩写说明:如图 31-5 所示。

【实验器材】全数字 B 型超声诊断仪一台（DP-3300）。

【方法步骤】

1. 探头参数设置和调节实验。

（1）探头频率:按 "Freq" 键,可调节当前探头的频率,显示在屏幕的右上方。各探头可选

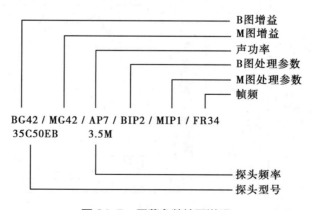

图 31-5　屏幕参数缩写说明

表 31-3　探头可选择的频率范围

探头型号	中心频率/MHz		显示频率/MHz	
35C50EB	3.5	5.0	3.5	2.5
65EC10EB	6.5	8.0	6.5	5.0
75L38EB	7.5	10	7.5	5.0
65C15EA	6.5	8.0	6.5	5.0
75L60EA	7.5	10	7.5	5.0

择的频率如表 31-3 所示。

（2）声功率：调节"B 图像菜单"的"声功率"菜单项。数值显示于屏幕上方的参数区域及"声功率"菜单项的右侧,如图 31-6 所示。

（3）焦点位置及焦点个数调节：调节"F.position"船形按键调节焦点位置。一个或多个焦点同时在图像的显示范围移动。

通过 B 图像菜单的『焦点个数』菜单项可调节 B 图像的焦点个数,当前焦点个数也显示在该菜单项上,如图 31-7 所示。

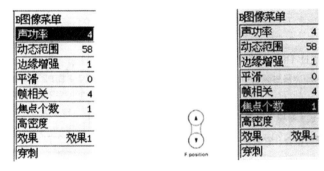

图 31-6　超声功率菜单项　　图 31-7　船形按键及焦点个数菜单项

2. 回波处理参数设置和调节实验

（1）B/M 增益：调节『增益』调节旋钮,可同时调节 B 增益和 M 增益。

也可通过调节"M 图像菜单"的"M 增益"菜单项调节 M 增益。

（2）时间增益控制 TGC：移动控制面板上相应的 TGC 滑标调节相应扫描深度的 TGC。此时,TGC 曲线自动显示于屏幕的左侧,并随滑标的移动而改变,如图 31-8 所示。调节停止 1.5s 后,TGC 曲线自动消失。

（3）动态范围：通过 B 图像菜单或 M 图像菜单的"动态范围"菜单项可分别调节 B 图像或 M 图像的动态范围,当前动态范围的参数值也显示在该菜单项上。

可调范围在 30~90dB 之间,调节步长为 4dB。

3. 图像显示、处理参数设置和调节实验

（1）图像处理参数 IP：图像处理参数 IP 通过控制面

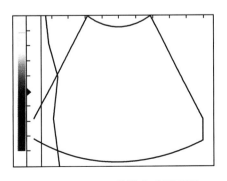

图 31-8　TGC 曲线自动显示图

板的"IP"船形按键来调节。按"▲"IP 值增大,按"▼"值减小。

B IP 值对 B 图像有效,M IP 对 M 图像有效,冻结时 IP 值不能改变。

(2)图像放大、深度调节及图像翻转:按下"Zoom/Depth"键可在图像放大和图像深度两者之间切换,"Zoom/Depth"灯亮,船形按键调节的是图像放大倍数,"Zoom/Depth"灯熄灭,船形按键调节的是图像深度。

1)图像放大调节:

a. 按"Zoom/Depth"键, 待"Zoom/Depth"灯亮,图像窗口中央出现一个图像放大取景方框,如图 31-9 所示。如果是双 B 图像模式,则只有实时窗口响应放大功能。"Zoom/Depth"键灯亮,表示其右侧的船形按键目前处于放大倍数调节状态。

b. 移动轨迹球,用取景框选取放大图像的中心。

c. 调节船形按键的"▲"或"▼"改变图像放大倍数,取景框大小随之改变。

d. 按『Set』键,取景框消失,屏幕显示放大后的图像。

e. 移动轨迹球,放大的图像在图像窗口内移动。

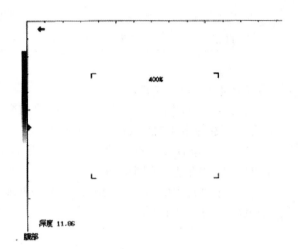

图 31-9　图像放大取景方框图

f. 调节船形按键的"▲"或"▼",可改变图像的放大倍数。

g. 再次按『Set』键,放大图像后的图像位置固定,光标出现。

h. 此时调节船形按键的"▲"或"▼",也可改变图像的放大倍数。

i. 再次按"Zoom/Depth"键,"Zoom/Depth"灯熄灭,退出图像放大状态,恢复显示正常比例图像。

2)图像深度调节:当"Zoom/Depth"灯处于熄灭状态时,调节其右侧的船形按键。可改变图像深度,同时帧率也随着变化。

本系统图像深度范围是 2.16~24.8cm,根据使用探头的不同深度可调节范围也不同。

3)图像翻转调节:按"VRev"键可以将图像垂直翻转;按"HRev"键可以将图像水平翻转。

显示在图像窗左上角的水平翻转状态指示符的含义:"←"的含义是左侧的第一条扫描线对应探头的起始扫描位置;"→"的含义是右侧的第一条扫接线对应探头的起始扫描位置。

(3)边缘增强:通过 B/M 图像菜单的「边缘增强」菜单项可分别调节 B/M 边缘增强。当前 B/M 边缘增强值也显示在该菜单项上。

可调范围在 0~3 之间。0 代表无边缘增强,3 代表最大程度的边缘增强。

(4)平滑:通过 B/M 图像菜单的"平滑"菜单项可分别调节 B/M 平滑处理,当前 B/M 平滑处理的值也显示在该菜单项上。

调节范围在 0~3 之间。0 代表最小平滑处理,3 代表最大平滑处理。

(5)帧相关:帧相关只对 B 图像有效。可通过 B 图像菜单中「帧相关」来调节。

调节范围在 0~7 之间。0 代表未做帧相关处理,7 表示将相邻 8 帧图像叠加平均值。

4. 扫描速度参数设置和调节实验

（1）M 速度（图像冻结时，不能调节）：M 速度调节仅对 M 图像有效。可通过 M 图像菜单中「M 速度」调节。M 速度调节范围在 1~4 之间。1 代表最慢扫描速度，4 代表最快扫描速度。

（2）扫描密度（图像冻结时，不能调节）：通过切换"B 图像菜单"的"高密度"或"高帧率"调节扫描线密度。扫描密度可选两种模式：高密度模式下图像的质量更好，高帧率模式下可得到的图像帧频较高。

【思考题】

1. 调节 B/M 增益、时间增益控制 TGC 时，影响图像的显示效果有何不同？

2. 图像处理参数 IP 的 8 种图像处理效果各有什么特点？

（李哲旭）

实验三十二　单光子发射计算机体层成像的使用操作

【实验目的】

1. 了解 ^{99}Mo-^{99m}Tc 发生器的结构和原理；掌握 ^{99m}Tc 淋洗液的制备和 ^{99m}Tc 放射性活度的测量。了解外照射的防护措施和放射性污染的处理原则。

2. 通过单光子发射计算机体层成像（SPECT）的实际使用操作，对核医学成像设备产生一定的感性认识，熟悉 SPECT 的结构、主要部件的作用和主要技术参数。

3. 掌握 SPECT 采集参数的设定和成像过程；图像处理的基本步骤。

【实验器材】

1. ^{99}Mo-^{99m}Tc 发生器；放射性活度计；10ml 真空瓶 2 个，5ml 或 10ml 盐水瓶一个。

2. SPECT 设备一台。

【方法与步骤】

1. $^{99m}TcO_4^-$ 放射性活度的测量

（1）消毒盐水瓶和真空瓶，淋洗 $^{99m}TcO_4^-$ 淋洗液。

（2）分装并测量淋洗液的放射性活度。

（3）了解外照射的辐射防护措施和放射性污染的处理原则。

2. SPECT 的操作

（1）按照 SPECT 操作规程输入用户名和密码开机。

（2）病人基本信息登记、采集类型选择。

输入病人姓名、年龄、SPECT 检查号、身高、体重等。选择数据采集类型，如甲状腺静态采集、心肌血流灌注断层采集、全身骨扫描等。设定矩阵、模拟放大因子、采集信息量和停止时间、探头的模式、体位等。

（3）病人除去金属配饰后仰卧位采集，根据平面图像进行定位。

（4）启动图像采集，结束后传送图像到处理工作站。

（5）图像的显示调整、数据重建、存储。然后将结果发往中文报告系统。

（6）扫描完毕，机器置于停机（park）位。

【思考题】

1. SPECT 的基本结构和工作原理是什么？

2. 核医学成像的基本过程是什么？

3. SPECT 主要的数据采集类型有哪些？

（赵志艺）